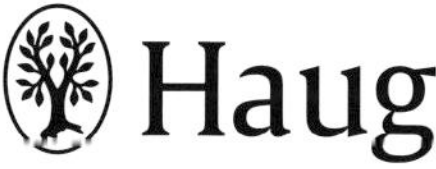
Haug

Der Autor:

Dr. med. Hans Barop,

geb. 1949. 1968 Medizinstudium in Kiel, ab 1971 in Hamburg. Staatsexamen 1974, Promotion 1974. Seit 1981 Facharzt für Chirurgie. Allgemeinchirurgische Ausbildung von 1975 bis 1981 im Kreiskrankenhaus Eutin, Akademisches Lehrkrankenhaus der Medizinischen Universität Lübeck. Von 1981 bis 1999 in der Endo-Klinik, Chirurgische Spezialklinik für Knochen- und Gelenkchirurgie Hamburg, zuletzt als Oberarzt tätig.

Erste Begegnung mit der Neuraltherapie nach Huneke 1983. 1985 Aufbau einer eigenen neuraltherapeutischen Ambulanz in der Endo-Klinik. Heute in einer neuraltherapeutischen Spezialpraxis tätig.

Taschenatlas Neuraltherapie nach Huneke

Hans Barop

4., unveränderte Auflage

114 Abbildungen

Karl F. Haug Verlag · Stuttgart

Bibliografische Information
der Deutschen Nationalbibliothek

Die Deutsche Nationalbibliothek verzeichnet diese Publikation in der Deutschen Nationalbibliografie; detaillierte bibliografische Daten sind im Internet über http://dnb.d-nb.de abrufbar.

Anschrift des Autors:
Dr. med. Hans Barop
Friedrich-Legahn-Straße 2
22587 Hamburg

Ihre Meinung ist uns wichtig!
Bitte schreiben Sie uns unter:
www.thieme.de/service/feedback.html

1. Auflage 2001
2. Auflage 2006
3. Auflage 2013

1. und 2. Auflage Hippokrates Verlag,
3. Auflage Karl F. Haug Verlag in
MVS Medizinverlage Stuttgart GmbH & Co. KG

Unsere Homepage: www.haug-verlag.de

Printed in Germany

Zeichnungen und Body Painting:
Reinhold Henkel, Heidelberg
Dr. med. Heike Dimler, Hamburg
Umschlaggestaltung: Thieme Verlagsgruppe
Umschlagfoto: Dr. med. Heike Dimler, Hamburg
Satz: Hofacker DDV GmbH, Schorndorf
gesetzt in 3B2
Druck: AZ Druck und Datentechnik GmbH, Kempten

ISBN 978-3-13-241729-8 1 2 3 4 5 6

Auch erhältlich als E-Book:
eISBN (PDF) 978-3-13-241730-4

Wichtiger Hinweis: Wie jede Wissenschaft ist die Medizin ständigen Entwicklungen unterworfen. Forschung und klinische Erfahrung erweitern unsere Erkenntnisse, insbesondere was Behandlung und medikamentöse Therapie anbelangt. Soweit in diesem Werk eine Dosierung oder eine Applikation erwähnt wird, darf der Leser zwar darauf vertrauen, dass Autoren, Herausgeber und Verlag große Sorgfalt darauf verwandt haben, dass diese Angabe dem Wissensstand bei Fertigstellung des Werkes entspricht.
Für Angaben über Dosierungsanweisungen und Applikationsformen kann vom Verlag jedoch keine Gewähr übernommen werden. Jeder Benutzer ist angehalten, durch sorgfältige Prüfung der Beipackzettel der verwendeten Präparate und gegebenenfalls nach Konsultation eines Spezialisten festzustellen, ob die dort gegebene Empfehlung für Dosierungen oder die Beachtung von Kontraindikationen gegenüber der Angabe in diesem Buch abweicht. Eine solche Prüfung ist besonders wichtig bei selten verwendeten Präparaten oder solchen, die neu auf den Markt gebracht worden sind. Jede Dosierung oder Applikation erfolgt auf eigene Gefahr des Benutzers. Autoren und Verlag appellieren an jeden Benutzer, ihm etwa auffallende Ungenauigkeiten dem Verlag mitzuteilen.

Inhalt

Praxis der Injektionstechnik

Vorwort

Neuraltherapie nach Huneke ist eine Behandlungsmethode, die das Neurovegetaivum zur Therapie nutzt. Die speziellen Eigenschaften des vegetativen Nervensystems machen es möglich, durch gezielte Reize und gleichzeitig selektive Reizlöschung auf die Gewebeperfusion Einfluss zu nehmen. Die damit einhergehende Normalisierung der Regulation über das Vegetativum führt zur Normalisierung pathologischer Gewebefunktionen.

Die Leistungsbreite dieses therapeutischen Verfahrens liegt in der Behandlung akuter und chronischer entzündlicher, degenerativer und funktioneller Erkrankungen, insbesondere auch von Erkrankungen mit dem Hauptsymptom Schmerz. Eine Besonderheit der Neuraltherapie besteht darin dass sie eine Integration aller medizinischen Fachrichtungen in Diagnose und Therapie verlangt. Der Begriff der Beherdung ist durch die Neuraltherapie neu definiert und macht damit den Weg frei, über das Neurovegetativum Beherdungserkrankungen erfolgreich kausal zu therapieren. Aus der jahrzehntelangen Erfahrung der angewandeten Neuraltherapie sind etwa 30 % aller chronischen Erkrankungen durch Beherdungen (Störfelder) entstanden oder werden durch sie unterhalten. Da der überwiegende Teil des ärztlichen Aufgabenbereiches in der Behandlung chronischer Erkrankungen besteht, erweitert die Neuraltherapie das gängige Behandlungsspektrum erheblich als preiswerte, schnelle und zuverlässige Methode.

Dieses Buch soll dazu beitragen, den alltäglichen Umgang mit der Neuraltherapie nach Huneke zu erleichtern. Neben einem weitläufigen Indikationskatalog werden alle erforderlichen Injektionstechniken beschrieben und mit Bildern illustriert, so dass eine praxisbezogene Umsetzbarkeit der Behandlungsmethode gut möglich ist. Dieses Buch ist als „Einsteigerbuch" gut geeignet, da es den Leistungsumfang der Neuraltherapie übersichtlich vermittelt und jeweils auf die neuroanatomische und neurophysiologische Grundlage jeder Injektion verweist. Nicht zuletzt ist dieses Buch als Repetitorium auf dem Ausbildungsweg zum Neuraltherapeuten gedacht.

So finden sich sowohl für die Allgemeinmedizin, die verschiedenen Fachbereiche wie vor allem auch für die moderne Schmerztherapie alle Injektionstechniken und der wesentliche Tel der Indikationen, die den gezielten Umgang mit der Neuraltherapie möglich machen.

Das vegetative Nervensystem unter funktionellem Aspekt

Begriffsdefinition

Lokalanästhesie	Ausschaltung von sensiblen Afferenzen zur Vorbereitung von operativen Eingriffen
Neuraltherapie	Reizung und Ausschaltung von sympathischen Afferenzen und Efferenzen zur Normalisierung der Gewebeperfusion. Damit kommt es über die funktionelle Normalisierung der Vasomotoren zur Normalisierung der Funktion des Interstitiums und damit der Organe, der Muskulatur, der Gelenke, des Kapselbandapparates einschließlich des somatischen Nervensystems, was u.a. Schmerzfreiheit zur Folge hat.

Reaktionen und Funktion des Sympathikus

Der Sympathikus zeigt eine Mitbeteiligung im allgemeinen Krankheitsgeschehen insbesondere bei der Entzündung, der Degeneration und ist wesentlich mitbeteiligt beim Symptom Schmerz.
Die Funktion des gefäßversorgenden Sympathikus besteht in einer aktiven Weit- und Engstellung der Gefäße. Der wesentliche Anteil des Sympathikus bewirkt eine Gefäßkonstriktion bis zum Verschluss des Gefäßes. Die Gefäßweitstellung erfolgt einerseits durch Sympathikolyse; andererseits wird durch leichteste Reize eine darüber hinausgehende Gefäßweitstellung möglich, die für die Geweberegeneration, das Gewebewachstum bis zur Hyperplasie notwendig ist (Ricker). Diese aktive Gefäßweitstellung wird induziert über den Sympathikus (Monnier) und ist Acethylcholin vermittelt. Clara sieht diese aktive Gefäßdilatation als Leistung des Parasympathikus, dessen Kerngebiete im Rückenmark in der pars intermedia liegen. Die Reizung des Vegetativum geht vom Organismus selbst oder vom Umfeld des Menschen aus. Die Reizantwort hängt von der in-

dividuell unterschiedlichen Ausgangslage des Organismus sowie von der Reizstärke ab. Die Reizbarkeit des Vegetativum nimmt von zentral nach peripher zu. Im Unterschied zum somatischen Nervensystem ist das Vegetativum engrammierbar; wiederholte mittlere Reize oder sehr starke Reize setzen die Reizschwelle anhaltend herab.
Ablauf der Reizung und Reizungsfolge:

1. Reiz.
2. Reizung des Sympathikus und gerichtete Reizfortleitung.
3. Reizungsfolge mit Wirkung am Gefäßsystem im Bereich der kapillaren Endstrecke.
4. Reizungsfolge am spezifischen Organ.

Dieser Ablauf bildet die Grundlage der im Stufengesetz Rickers festgehaltenen Reaktionen des Gefäßsystems. Die daraus resultierenden Gewebeveränderungen mit entsprechender Symptomatologie reichen von der verbesserten Mikrozirkulation bis zur Nekrose, von der Zellregeneration bis zum Zelltod und dem dazwischen liegenden weiten Bereich der Zellfunktionsstörungen.

Therapeutische Nutzung des Sympathikus

Diagnostisch und therapeutisch relevante funktionelle Aspekte des vegetativen Nervensystems:

1. Bedingt durch die ubiquitäre Verteilung ist der Sympathikus das einzige den Gesamtorganismus durchziehende Informationssystem, durch das die Ver- und Entsorgung des gesamten Organismus sowie die situationsgerechte Leistungsanpassung gewährleistet ist. Der Parasympathikus ist der Antagonist im Kopf-Halsbereich sowie im Bereich des Rumpfes.
2. Wesentliche Aufgaben des Sympathikus:
   a. Steuerung der Durchblutung
   b. Beeinflussung der Organsysteme.
3. Die vielfältigen Veränderungen und Vorgänge in der Endstrombahn sind Reizungsfolge des perivasalen Sympathikus.
4. Bedeutend ist das Überdauern der Reizung des perivasalen Sympathikus nach dem zeitlich begrenzten Reiz. Der einmalige Reiz kann zu einer „Sensibilisierung" des paravasalen Sympathikus mit nachfolgender Erniedrigung der Reizschwelle und Verstärkung der Reizantwort bei erneutem Reiz führen. Der sehr starke Reiz wie auch die mehrfache Wiederholung eines mittleren Reizes können in einer engrammatischen Dauerreizung des perivasalen Sympathikus resultieren, die die Restitutio ad integrum über die Autoregulation verhindert. Das klinische Korrelat ist die **chronische Erkrankung**.

   Therapeutische Option:
   Diese Reizfolge kann durch die lokale Applikation eines Lokalanästhetikums am Reizort unterbrochen werden. Ähnlich wie der wiederholte Reiz zur engrammatischen Änderung der Reizfähigkeit bzw. zur Sensibilisierung des Sympathikus führt, können durch wiederholte Applikation des Lokalanästhetikums diese Veränderungen wieder aufgehoben werden.
5. Der lokale Reiz erzeugt im Bereich des entsprechenden perivasalen Sympathikus eine qualitativ gleiche Reizantwort. Die quantitative Reizantwort nimmt von zentral nach peripher zu.
6. Die Applikation des Lokalanästhetikums am Reizungsort ist für den therapeutischen Erfolg entscheidend.

Erfolgt sie nicht am Reizungsort, kommt es nur über die Wirkdauer des Lokalanästhetikums zur Sympathikolyse. Erfolgt sie außerhalb des Reizungsortes, jedoch im Bereich des bereits gereizten perivasalen Sympathikus, wirkt die Applikation nach Abklingen der medikamentösen Wirkung wie ein zusätzlicher Reiz, der durch Summation eine Verstärkung der Veränderungen an Gefäßen, Blut, Interstitium sowie Organgewebe hervorruft. Das klinische Resultat ist die Verschlimmerung einer Beschwerdesymptomatik, die sich nach Abbau des zusätzlichen „iatrogenen" Reizes nur wieder zum Ausgangwert zurückbildet (Reaktionsphänomen nach Hopfer).

7. Die Reizung des perivasalen Sympathikus wird auf efferentem Weg nach peripher sowie auf afferentem Weg zentralwärts weitergeleitet. Über den sympathischen Leitungsbogen kommt es zur Reizung des efferenten Sympathikus proximal der Reizungsstelle. Zusätzliche oder bereits bestehende Reize im Bereich dieser gereizten Situation können an beliebiger Stelle eine unverhältnismäßig starke Reaktion des perivasalen Sympathikus, der Gefäße, des Blutes, des Interstitiums sowie auch der Organe auslösen, die sich klinisch in Form einer Beherdungserkrankung äußert. Diese Form der chronischen Erkrankung wird als „**Herd- oder Störfelderkrankung**" bezeichnet.

Das „Segment“ in der Neuraltherapie

Definition

Das Segment orientiert sich unter klassischem Aspekt am somatischen Nervensystem. Bei einer kutanen Störung der Sensibilität kann über die Haut der zugehörige Segmentabschnitt des Rückenmarkes identifiziert werden.
Das Segment des Sympathikus ist im Vergleich zum somatischen Segment eher flächenhaft, die somatischen Elemente übergreifend. Aufgrund der vertikalen synaptischen Verbindungen der sympathischen paravertebralen Ganglien untereinander und der Ausbreitung in die Peripherie über Gefäße und Spinalnerven ändert sich der Begriff „Segment“ in der Neuraltherapie vollständig. Die eigentliche segmentale Ordnung geht verloren und wird durch nicht scharf abgrenzbare Gewebeabschnitte im Bereich des Kopfes, des Rumpfes und der Extremitäten ersetzt.

Therapeutische Konsequenzen

Die pathologischen Reaktionen des sensomotorischen Systems können Ausdruck einer Reizung des Sympathikus dieser Region sein. Da auf Grund seiner Eigenschaften nur der Sympathikus direkt zur Therapie genutzt werden kann und nicht das sensomotorische System, erfolgen die Infiltrationen des Lokalanästhetikums im Bereich des sympathischen Segmentes (z. B. Haut, Gefäß-Nervenbündel, übergeordnete sympathische Ganglien). Über den sympathischen Leitungsbogen können damit nicht nur sensomotorische Störungen des Segmentes behoben werden, sondern über die Umschaltungen auf spinaler Ebene auch Störungen der inneren Organe (z. B. cutivisceraler – viscerocutaner Reflexogen).

Das Störfeld

Reiz und Sympathikus

Das Störfeld ist ein Gewebeabschnitt mit sympathischer Innervation, dessen Afferenz sich in einem pathologischen chronischen Reizzustand befindet.
Die pathologische Reizung des afferenten Schenkels führt auf spinaler Ebene zur entsprechenden Reizung des efferenten sympathischen Schenkels und beeinflusst das synaptisch direkt oder indirekt angeschlossene sensomotorische System. Auch eine pathologische Reizung der dem spinalen System übergeordneten Retikularisformation von Rauten- und Mittelhirn ist möglich (Rohen, 1985). Nicht zuletzt sind pathologische Auswirkungen auf dienzephaler Ebene, z. B. im Bereich des Hypothalamus, möglich.
Damit kann ausgehend von jeder Stelle des Organismus mit chronisch regionaler Reizung des Sympathikus an anderer Stelle des Organismus eine Perfusionsstörung des Gewebes auftreten, die klinisch z. B. als Degeneration, Entzündung oder beidem zusammen in Erscheinung tritt.

Ursachen der chronischen Reizung

Der Reiz, der zu einer chronischen regionalen Reizung des afferenten Sympathikus eines Störfeldes führt, ist unspezifisch und kann aus unterschiedlichsten Faktoren bestehen. Die Klinik zeigt, dass von jeder Krankheit, Verletzung oder allgemein von jeder chronischen Reizung des afferenten Sympathikus, deren Reizstärke über das physiologische Maß hinausgeht und in der es keine physiologischen Erholungspausen des Sympathikus gibt, eine Störfeldwirkung ausgehen kann.
Ein spezieller pathologischer Reiz ist die traumatisch bedingte pathologische Synapsenbildung zwischen Axonen, z. B. bei Neuromen nach Nervenverletzungen. Dies wird als Ephapsenbildung bezeichnet. Als sicherlich häufigste und von Ricker experimentell belegte Form der chronischen Reizung ist die anhaltende Reizschwellenerniedrigung nach einmaligem stärkerem Reiz, so dass anschließend

„physiologische" Reize eine pathologische Reizantwort hervorrufen. Diese Eigenschaft des vegetativen Nervensystems ist Grundlage für das Störfeld.

Pathogenese des Störfeldes

Die zeitlichen Zusammenhänge zwischen der Entstehung des Störfeldes und der daraus resultierenden Erkrankung sind sehr unterschiedlich.
Die Entstehung eines Störfeldes nach Trauma oder Krankheit ist in keinem Fall zwingend. Der überwiegende Teil der Verletzungen oder Erkrankungen heilt hinsichtlich der Sympathikusfunktion folgenlos aus. Legt man die Engrammierbarkeit des Sympathikus zu Grunde (n. Ricker), ist die vom Störfeld ausgehende anhaltende afferente Reizung alleine durch Erniedrigung der Reizschwelle möglich. Auf diesen regionalen „sensibilisierten" Sympathikusabschnitt treffende physiologische Reize erzeugen eine pathologische Reizantwort.
Auffällig häufig finden sich manifeste Störfelder im Bereich des Kopfes. So machen die Tonsillen, die Zähne, die Nasennebenhöhlen und das Innenohr mehr als zwei Drittel der Gesamtlokalisationen der Störfelder aus.
Der Beweis des Störfeldes und der von ihm abhängigen Erkrankung ist an das **Sekundenphänomen**, d. h. die Unterbrechung der pathologischen Impulsleistung mittels eines Lokalanästhetikums, gebunden.

Reizunterbrechung – Störfeldausschaltung

Beim **Sekundenphänomen** erfolgt primär eine Unterbrechung der afferenten Sympathikusreizung des Störfeldes mit Unterbrechung unterschiedlichster, fernab liegender Symptomatologien. Gleichzeitig findet eine Substratveränderung im Störfeld selbst statt. Das Ergebnis ist ein längeres Sistieren der störfeldinduzierten Erkrankung. Durch wiederholte Störfeldinfiltration wird die erniedrigte Reizschwelle des Sympathikus auf die normale Reizbarkeit angehoben. Ist der Reiz nicht abbaufähig, wie z. B. durch Fremdkörper oder chronisch bakteriell infizierte Zähne, kann auch die wiederholte neuraltherapeutische Infiltration nicht zum anhaltenden Sistieren des störfeldinduzierten Krankheitsbildes führen. Mit der Infiltration des Lokalanästhetikums in ein Störfeld erfolgt eine generelle Stabilisierung aller Zellmembranen einschließlich der Zellmembranen, die die unspezifische Entzündung unterhalten (Mastzellen, Granulozyten etc.). Durch Stabilisierung der Entzündungszellmembranen wird die Freisetzung von Entzündungsmediatoren unterbunden. Durch die lokale Sympathikolyse erfolgt eine erhebliche Verbesserung der Mikrozirkulation. Dies führt zum Abklingen z. B. der chronischen Entzündung oder der Degeneration über die Normalisierung der Funktion des Grundregulationsystems.

Klinischer Beweis des Störfeldes

Die Neuraltherapie nach Huneke beinhaltet den Grundsatz, dass jede chronische Erkrankung störfeldinduziert sein kann.
Bei der Störfelddiagnostik wird das vermutete Störfeld mit einem Lokalanästhetikum infiltriert. Die Erkrankungsursache ist dann eindeutig, wenn ein vollwertiges Sekundenphänomen reproduzierbar ausgelöst werden kann und sich die beschwerdefreie Zeit verlängert. Die Messung der theoretisch geforderten, pathologischen sympathischen Impulsleistung im Störfeld und am „Erfolgsorgan" ist bis heute nur indirekt möglich (z. B. Thermoregulationsdiagnostik). Die bleibende Normalisierung eines Krankheitsgeschehens nach Störfeldinfiltration ist der klinisch neurophysiologische Beweis des Störfeldes und seiner Auswirkung auf den Organismus.

Störfeld- und Segmenterkrankung

Ohne Kenntnis der Topographie des Sympathikus und seiner Funktion ist die Akzeptanz des Störfeldes und der von ihm induzierten Erkrankung schwierig. Unter besonderer Berücksichtigung des Sympathikus und seiner physiologischen Besonderheiten sowie den direkten Verbindungen des Vegetativums zum somatischen Nervensystem und den Hirnnerven ist ein fließender Übergang von der allgemein akzeptierten, segmentreflektorischen Erkrankung zur Störfelderkrankung möglich.

Das Lokalanästhetikum in der Neuraltherapie

Einleitung

Die Wirkung in der Neuraltherapie wird durch gezielte Injektion des Medikamentes an definierte Gewebestrukturen erreicht. Damit soll das sympathische Nervensystem erreicht werden, das eine ubiquitäre Verteilung im Organismus aufweist und durch schnelle Informationsweitergabe innerhalb der Autoregulation des Organismus eine tragende Rolle spielt.

Das Neuraltherapeutikum

Der Nadelstich in die Haut stellt auch ohne Medikament zunächst einen Reiz unspezifischer Art dar, der sowohl vom schnellleitenden sensiblen Nervensystem als auch vom sympathischen System afferent und efferent beantwortet wird. Zur Reizverstärkung ist die Verwendung eines Medikamentes möglich. Die Verwendung von destilliertem Wasser, Kochsalz, anderen Medikamenten sowie die Injektion von Luft beweisen, dass die Wahl des Medikamentes zur Reizauslösung bei der Neuraltherapie zweitrangig ist. Einerseits werden allein durch den Reiz segmentreflektorische Effekte ausgelöst, die auf indirektem Weg u. a. den Sympathikus zur Therapie nutzen. Auf der anderen Seite wird durch die Infiltration eines Lokalanästhetikums der sympathische Leitungsbogen unterbrochen und somit die sich anschließende Normalisierung der Sympathikusfunktion direkt zur Therapie genutzt.
Die Verwendung eines Lokalanästhetikums stellt insbesondere für die Ausschaltung eines Störfeldes eine unabdingbare Voraussetzung dar. Dabei geht es um gezielte Reizunterbrechung mit nachfolgender therapeutischer Wirkung aufgrund der Normalisierung der Sympathikusfunktion, die länger als die medikamentös induzierte Reizunterbrechung anhält. Die gezielte Reizung durch einen einfachen Nadelstich (z. B. Akupunktur) oder die zusätzliche Gabe eines Analgetikums führen auf segmentreflektorischem Weg unter ande-

rem zur Aktivierung inhibitorischer Neurone. Sie beeinflussen damit indirekt die gestörte Sympathikusfunktion, allerdings nur in Bezug auf die segmentgebundene Störung. Bei der störfeldinduzierten Erkrankung liegt die eigentliche Störung außerhalb des Segmentes und wird damit nicht erreicht.

Procain – Lidocain

Tabelle 1

	Procain	Lidocain
Chemische Struktur	Aminoester	Aminoamid
Wirkdauer	20 min	60 min
Diffusionsfähigkeit [0]	++	++++
Verteilungsfähigkeit im Gewebe [0]	++	++++
Penetrationsvermögen [0]	++	++++
Abbau	Spaltung durch unspezifische Pseudocholinesterase vor Ort. Spaltprodukte: Paraaminobenzoesäure und Diäthylaminoäthanol[1]	Oxidative Spaltung in Acetaldehyd und Äthylaminoaceto-2,-6-Xylidit in der Leber
Ausscheidung		Niere
Toxizität	50% der Toxizität von Lidocain [2]	
Neurotoxizität	+	++
Plazentagängigkeit	+	+
Höchstmenge pro Behandlungseinheit [3]	500 mg	250 mg

Anmerkungen:

0 Die neuraltherapeutisch relevanten Nervenstrukturen bestehen vor allem aus dünnen, wenig oder nicht myelinisierten B- und C-Fasern.

1 Die Spaltprodukte Paraaminobenzoesäure und Diäthylaminoäthanol bewirken am Injektionsort eine Gefäßdilatation und Kapillarabdichtung.

2 Cave: Pseudocholinesterasemangel, Häufigkeit 1:2500

3 Höchstmenge berechnet auf ein Körpergewicht von 70 kg, uneingeschränkter Leberfunktion und normalem Pseudocholinesterasegehalt.

Betrachtet man die Reaktion des für die Neuraltherapie relevanten vegetativen Nervensystems, ist ein möglichst kurz wirksames Lokalanästhetikum anzustreben, da die therapeutisch erreichbare Normalisierung der vegetativen Reizleitung nur vom Faktum der Unterbrechung der pathologischen Reizleitung abhängig ist und nicht von deren Dauer. Hier bietet sich an erster Stelle das esterstrukturierte Procain als optimales Lokalanästhetikum in 1%iger Lösung ohne jegliche Zusätze, insbesondere ohne Vasokonstriktoren und Konservierungsstoffe, an.

Allgemeinsymptome im Rahmen der Anwendung von Procain:
Leichter Schwindel, allgemeines Wärmegefühl, leichtes Schwitzen, metallischer Geschmack, inneres „zittriges“ Gefühl, selten kurzfristige Konzentrationsschwäche bzw. selten kurzfristige Sprach-, Seh- oder Hörstörungen.

Den Gesamtorganismus betreffende toxische Reaktionen sind bei Überschreiten der Maximaldosierung eines Lokalanästhetikums bzw. bei intravenöser oder insbesondere intraartieller Injektion in ein hirnwärts ziehendes Gefäß mit der Folge der Ausschaltung lebensnotwendiger Hirnanteile zu erwarten. Generell wird die allgemeine toxische Reaktion in eine erste Phase der Erregung und eine zweite Phase der Lähmung eingeteilt (Moor, Southworth, Pitkin et al., Zipf, Nolte in Kilian:1973). Das klinische Bild der Intoxikation ist bei allen Lokalanästhetika gleich, allerdings müssen nicht beide Phasen durchlaufen werden.

Symptomatologie der Intoxikation durch Lokalanästhetika

Tabelle 2

Erregung	Lähmung
Unruhe	Bewusstlosigkeit, Koma
Verwaschene Sprache	Komplette sensible und motorische Lähmung
Verwirrtheit	
Tachykardie, Palpitationen	Bradykardie, Arrhythmie, Herzstillstand
Hypertonie	Hypotonie
Atembeschwerden, Hyperpnoe	Dyspnoe, Zyanose, Apnoe
Übelkeit/Erbrechen	
Konvulsionen	
Tremor	
Tonisch-klonische Krämpfe	
Temperaturanstieg	

Klinische Untersuchung

Die neuraltherapeutische Anamnese

Die Anamnese ist die richtungbestimmende Größe in der Diagnostik und der Therapie einer jeglichen Erkrankung, die über derjenigen der klassischen Anamnese liegt. In der Neuraltherapie wird als verbale Diagnostik verstanden.

Inhalte:

- Schilderung des Beschwerdebildes mit möglichst präzise definiertem Erkrankungsbeginn
- Bisherige Therapien
- Kinderkrankheiten
- Weitere Erkrankungen
  Vorschlag: Am besten ist es nicht allgemein nach weiteren Erkrankungen zu fragen, sondern von „Kopf bis Fuß" die einzelnen Körperabschnitte und Organe auf durchgemachte Erkrankungen abzufragen
- Operationen
- Verletzungen jeglicher Art
- Allgemeine Symptome
- Genaue Anamnese des Zahn-Kiefer-Bereiches.

Die Inspektion

Da die Haut mit ihren Anhangsgebilden sowie den Drüsen ausgedehnt vom Sympathikus versorgt ist, kann bei Erkrankungen der Organe über den segmentreflektorischen Weg auch mit klinisch verwertbaren Veränderungen der Haut gerechnet werden, die dem Auge zugänglich sind. Am entkleideten Patienten ist auf folgende Strukturen zu achten:

- Narben
  Dabei sind deren Herkunft, Heilverlauf sowie eventuelle Beschwerden zu erfragen. Besonders störfeldverdächtig sind Narben von infizierten Wunden, Furunkeln, Karbunkeln oder solche, die andauernd oder in Intervallen Beschwerden verursachen

- Trophische Störungen der Haut
- Besenreiser, intrakutane Venektasien
- Bewegungsapparat und Wirbelsäule
- Muskeln Spannungszustand, Atrophie, Hyperplasie
- Mundhöhle, Zähne und Zahnfleisch

Die Palpation

Die manuelle Untersuchung ist für die Neuraltherapie von großer Bedeutung, da die gewonnenen Befunde unmittelbar zur Therapie herangezogen werden können.

Wichtige Details:
- Punktueller Druckschmerz
- Resistenzen
- Gelosen
- Lokale Ödeme
- Hyper- und Hypästhesie
- Gewebelücken
- Tumoren
- Gefäßpulsation
- Hauttemperatur
- Oberflächenfeuchtigkeit
- Hautspannung
- Druckschmerzempfindlichkeit von Nervendurchtritts- und -austrittspunkten
- Klopfschmerzempfindlichkeit von Dornfortsätzen
- Beurteilung von Gelenken
- Perkussion der großen Körperhöhlen.

Ziel der Palpation:
Zuordnung des Palpationsbefundes zum entsprechenden Spinalsegment und dementsprechendes gezieltes neuraltherapeutisches Vorgehen.

Weitere Untersuchungsmöglichkeiten

- Neuraldiagnostik
- Auskultation
- Blutdruckmessung
- Temperatur
- Ausleuchtung der Mundhöhe, des Rachenraumes, der Nase und des äußeren Gehörganges
- Laborchemische und bakteriologische Untersuchungen
- Apparative Diagnostik:
  EKG, Sonographie, UMR, Endoskopie
- Thermoregulationsdiagnostik
- Elektroakupunktur
- Vega-Testverfahren.

Als Neuraldiagnostik sind die sich aus der Anamnese, der Inspektion und der Palpation ergebenden Injektionen oder Injektionsserien zu verstehen, aus deren Ergebnis sich die eigentliche Therapie ableitet. Hierbei werden einzelne gezielte Injektionen in und an definierte Gewebestrukturen vorgenommen, wobei die Diagnose am Ergebnis der Injektion abzulesen ist. Es handelt sich dabei um eine Funktionsdiagnostik des Sympathikus, dessen lokale gestörte Funktion durch ein Lokalanästhetikum unterbrochen wird und über autoregulative Vorgänge weit über die Zeit der Wirkung des Lokalanästhetikums normalisiert werden kann. Zur Verfügung stehen die Segmentdiagnostik sowie die Störfelddiagnostik.

Dokumentation

Für die Neuraltherapie ist die detaillierte Aufzeichnung der Anamnese, des Befundes sowie des diagnostischen und therapeutischen Verlaufes für das Behandlungsergebnis besonders wichtig, da mehr Details beachtet werden müssen, auf die bei jeder neuen Behandlung einzugehen ist.

Neben der präzisen Dokumentation einer Symptomatologie ist die eingehende Befragung vor jeder neuen Behandlung über die aufgetretenen Reaktionen der Vorbehandlung notwendig, da jede neue Behandlung direkt auf diese Reaktionen abgestimmt werden muss. Die Dokumentation muss so erfolgen, dass aus den Aufzeichnungen jederzeit die Diagnose, der therapeutische Weg anhand der vorgenommenen Injektionen und das erreichte Resultat nachvollziehbar bleibt, auch für den neuraltherapeutisch nicht ausgebildeten Arzt. Damit wird es möglich, statistische Auswertungen einzelner Krankheitsbilder vorzunehmen und die Wirksamkeit der Methode korrekt einzuordnen.

Segment

Segmentdiagnostik – Segmenttherapie

Der erste Schritt der Neuraldiagnostik besteht also darin, zunächst über anamnestische Angaben und den palpatorischen Untersuchungsbefund lokal am Ort der Erkrankung zu injizieren. Eine Quaddelserie im Bereich der Erkrankung und dem entsprechenden Dermatom vervollständigt diesen ersten Schritt. Bei Erkrankungen des Bewegungsapparates werden die schmerzhaften Druckpunkte, deren Gewebezugehörigkeit nach Palpation und anatomischem Vorstellungsvermögen zum Teil identifizierbar ist, sowie die zu- und ableitenden Gefäße perivasal und die efferent-afferenten Nerven des Sensomotoriums perineural mit dem Neuraltherapeutikum infiltriert. Mit jeder Infiltration soll die schmerzhafte Gewebestruktur getroffen werden, wie z. B. Band-Kapsel-Gewebe, Muskel- und Sehnenansätze oder schmerzhafte Druckpunkte der Muskulatur. Wenige Teilstriche des Neuraltherapeutikums reichen zur Schmerzreduktion völlig aus. Narben in der Umgebung sind mit zu infiltrieren. Der diagnostische Vorgang besteht darin, dass nach der Behandlung eine deutliche Besserung der Beschwerden bis zur Beschwerdefreiheit auftreten muss, um sicher zu sein, dass die Injektionen korrekt durchgeführt wurden. Der bis hierher geschilderte Vorgang ist neuraltherapeutische Segmentdiagnostik, da erst die möglichen Reaktionen abgewartet werden müssen, um die vermutete Diagnose bestätigt zu bekommen. Diese Reaktionen werden bei der nächsten neuraltherapeutischen Behandlung abgefragt und danach die folgenden Injektionen ausgerichtet, bei akuten Erkrankungen täglich, bei chronischen in wöchentlichen Abständen.

Erste Reaktionsmöglichkeit:

- Die zu behandelnden Beschwerden waren deutlich besser oder aufgehoben über einen Tag oder länger und traten dann in vermindert starker Form wieder auf
- Die zu behandelnden Beschwerden waren erst deutlich gebessert oder aufgehoben über die Anästhesiezeit des verwendeten Lokalanästhetikums, traten dann verstärkt über ein bis drei Tage auf und waren anschließend merkbar gebessert

- Die zu behandelnden Beschwerden waren sofort nach der Behandlung anhaltend deutlich gebessert
- Die zu behandelnden Beschwerden waren nach der Behandlung anhaltend aufgehoben.

In diesen Fällen ist die Verdachtsdiagnose bestätigt; die Therapie besteht in der Wiederholung der gleichen Injektionen bis zur anhaltenden Beschwerdefreiheit. Die Wiederholung der Injektionen ist dann die eigentliche Neuraltherapie. Sollten bereits nach der ersten Behandlung die Beschwerden vollständig abgeklungen sein, ist eine „prophylaktische" Wiederholung der Injektionen nicht erforderlich.

Zweite Reaktionsmöglichkeit:

- Die zu behandelnden Beschwerden besserten sich nach den diagnostischen Injektionen oder waren über die Anästhesiezeit aufgehoben, traten dann jedoch in unveränderter Stärke wieder auf, oder sie verschlimmerten sich vorübergehend, um dann die gleiche Intensität zu erreichen wie vor der ersten diagnostischen Injektionsserie
- Die zu behandelnden Beschwerden konnten mit den lokalen Infiltrationen nicht gebessert werden
- Der Patient kann keine Angaben zu einer Änderung der Beschwerden machen.

In diesen Fällen ist eine Wiederholung der diagnostischen Injektionen nicht angezeigt, da eine Änderung des Beschwerdebildes nach erfolgloser erster Behandlung bei allen folgenden gleichen Injektionen nicht auftreten wird. Eine klinische Kontrolle des Beschwerdebildes mit Vergleich des Ausgangsbefundes sollte in jedem Falle stattfinden, um auch aus der Sicht des Therapeuten sicher sein zu können, dass keine Befundänderung eingetreten ist. Sollte sich trotz gegensätzlicher Angaben des Patienten doch eine Besserung des klinischen Untersuchungsbefundes ergeben, ist eine Wiederholung der Injektionen angezeigt. Ergibt sich über die einfache wiederholte Segmenttherapie keine vollständige Beschwerdefreiheit, so sind Injektionen an zentraler gelegene sympathische Strukturen angezeigt im Rahmen der erweiterten Segmentdiagnostik und -therapie.

Trotz ausgiebiger Segmenttherapie geschieht es nicht selten, dass ein zu behandelndes Beschwerdebild nicht vollständig abklingt. In diesen Fällen muss an eine Störfeldinduktion der Restbeschwerden gedacht werden, so dass die Segmentbehandlung vorübergehend abgebrochen wird und die Störfelddiagnostik erfolgt.
In der Diagnostik eines Krankheitsbildes unter neuraltherapeutischem Aspekt wie auch in der folgenden Therapie sind neben den direkten klinischen Symptomen weitere diagnostisch wertvolle Befunde zu erheben, die auf direktem oder indirektem Reflexwege entstehen. Es sind dies Befunde, die sich aus den Innervationszusammenhängen durch Hirnnerven oder Spinalnerven, gleichzeitiger Innervation durch den Sympathikus, den Parasympathikus und zusätzlich teilweise gleichzeitiger afferenter Versorgung durch den N. phrenicus ergeben.

Störfeld

Störfelddiagnostik

Störfelddiagnostik bedeutet, ein zunächst vermutetes Störfeld mit einem Lokalanästhetikum zu infiltrieren und die klinische Reaktion abzuwarten. In der Regel läuft diese Reaktion in wenigen Sekunden ab, was ihr den von Huneke geprägten Namen „**Sekundenphänomen**" einbrachte.

Der Nachweis des Störfeldes ist dann erbracht, wenn die durch das Störfeld induzierte oder unterhaltene Erkrankung nach der ersten Behandlung über mindestens 20 Stunden vollständig aufzuheben ist und mit jeder weiteren Behandlung bis zur zeitlich unbegrenzten Beschwerdefreiheit abklingt. Handelt es sich als Störfeld um den Zahn-Kiefer-Bereich, ist die Forderung, dass ein von den Zähnen ausgehendes Beschwerdebild über mindestens acht Stunden vollständig abklingen muss.

Grundlage der Störfelddiagnostik ist in der Regel die erfolglos durchgeführte Segmentdiagnostik, was bedeutet, dass zunächst im neuraltherapeutischen Sinne eine Segmentdiagnostik ohne Änderung des Krankheitsbildes verlief. Diese Aussage ist bereits nach ein bis zwei Behandlungen möglich.

Die Störfeldtestung bedeutet die Injektion eines Lokalanästhetikums in das vermutete Störfeld, wie z. B. jede Form von Narben, oder an die zugehörigen vegetativen Ganglien, Nerven und Gefäße, wenn das störfeldverdächtige Gewebe mit der Injektionsnadel nicht erreichbar ist (z. B. Nasennebenhöhlen) oder die Infiltration des Organes (z. B. Leber, Niere, Pankreas) sich verbietet.

Systematik der Störfelddiagnostik

Die Reihenfolge, in der verschiedene potenzielle Störfelder aufgesucht werden, ist individuell unterschiedlich. Letztendlich beruht sie auf Erfahrungswerten, die sich im klinischen Umgang mit dem Störfeld seit 1940 durch Huneke entwickelt haben. Ziel ist es, durch möglichst wenig frustrane Injektionen den Störfeldnachweis für ein störfeldabhängiges Krankheitsbild zu führen.

Die von Dosch empfohlene Frage nach der schlimmsten Erkrankung oder Verletzung außerhalb des zu behandelnden Krankheitsbildes kann ebenso zum Schlüssel eines wichtigen Störfeldhinweises werden.
Sind alle aus der Anamnese bekannten Störfeldmöglichkeiten erfolglos durchgetestet, kann auch unabhängig von anamnestischen Angaben alleine nach Erfahrungswerten die Störfeldtestung fortgesetzt werden. Alleine durch die Häufung der Störfelder im Bereich des Gesichtsschädels und des Mund-Nasen-Rachen-Raumes, des Bauchraumes sowie des kleinen Beckens mit den inneren Genitalorganen, sollte die Störfelddiagnostik auch bei leerer Anamnese und unauffälligem Lokalbefund in jedem Falle in diesen Bereichen durchgeführt werden.
Die Kontrolle des zu behandelnden Beschwerdebildes und genaue Dokumentation einer Änderung ist von entscheidender Bedeutung für den angestrebten Erfolg.

Störfeldtherapie

Zur Störfeldtherapie ist die sichere Identifikation des Störfeldes notwendig, d.h. die reproduzierbare Auslösung des Sekundenphänomens; die Therapie besteht in der Fortsetzung derselben Injektionen, die vorher zur Störfelddiagnostik verwendet wurden. Ende und Häufigkeit der Störfeldbehandlungen sind wiederum individuell unterschiedlich und richten sich nach der Zeit der Beschwerdefreiheit, die sich von Behandlung zu Behandlung verlängern muss.
So ist die Frage nach der Anzahl der notwendigen Behandlungen pro Krankheitsbild, die den Patienten häufig interessiert, erst zum Ende der Therapie zu beantworten. Die Injektionstechnik zur Störfelddiagnostik und Störfeldtherapie ist die Gleiche, wie sie zur Segmentdiagnostik und Segmenttherapie angewendet wird.
Im Rahmen der Störfeldtherapie kann durchaus noch die Situation entstehen, dass trotz mehrfacher Wiederholung der Injektionen ein zeitlich unbegrenzter Erfolg ausbleibt, eine anhaltende Neutralisierung des Störfeldes nicht gelingt. In diesem Falle kann davon ausgegangen werden, dass der Reiz des Störfeldes mittels der Injektionen nicht vom Organismus abgebaut werden kann.

Grundsätze der Störfelddiagnostik und Störfeldtherapie

- Jede chronische Krankheit kann durch ein Störfeld induziert und unterhalten werden.
- Jede Erkrankung oder Verletzung kann ein Störfeld hinterlassen. Dies gilt insbesondere für lang anhaltende Erkrankungen oder kompliziert verlaufende Verletzungen
- Jede störfeldinduzierte Erkrankung ist nur über die Elimination des Störfeldes heilbar, sei es durch Neuraltherapie oder Chirurgie
- Die Identifikation des Störfeldes ist nur durch das Sekundenphänomen (Huneke) möglich. Der Zusammenhang des Störfeldes mit der entsprechenden Erkrankung ist reproduzierbar.

Die häufigsten Störfelder

Nach den jahrzehntelangen Erfahrungen aus der neuraltherapeutischen Praxis finden sich ca. 70 – 80 % der Störfelder im Bereich des Mund-Nasen-Rachen-Raumes und der Nasennebenhöhlen. Denkbare Grundlage für diese Häufung ist wohl die Mehrfachinnervation dieser Region durch Sympathikus, Parasympathikus, Hirnnerven und die engen Verknüpfungen zum somatischen Nervensystem. Die übrigen 20 – 30 % der Störfelder finden sich in Narben, im kleinen Becken, im Bauchraum und im übrigen Organismus.
Neben der Inspektion des Mundraumes gehört die Beurteilung von Röntgenaufnahmen dazu. Die Anfertigung einer Zahnpanoramaaufnahme, ggf. zusätzliche Anfertigung von Einzelaufnahmen ist für die Störfelddiagnostik von entscheidender Bedeutung.

Neuraltherapeutische Phänomene und Reaktionsweisen

Die Beurteilung der Reaktion nach einer neuraltherapeutischen Behandlung bestimmt den therapeutischen Weg. Daher ist es entscheidend, die folgenden Reaktionsweisen richtig einzuordnen, um alle Möglichkeiten auszuschöpfen, ein Krankheitsbild zu behandeln.

Das Segmentphänomen

Dieses Phänomen war die erste neuraltherapeutische Reaktionsform, die vor über 100 Jahren zuerst beobachtet wurde und die Anlass war, Lokalanästhetika zu therapeutischen Zwecken einzusetzen. Die Infiltration eines Lokalanästhetikums in schmerzhafte Areale oder Druckpunkte ergab häufig Beschwerdebesserung und Aufhebung der Beschwerden nach Wiederholung der Infiltration. Auf diese Einzelbeobachtung (Schleich, Spieß, Leriche, Huneke) hin wurde das Konzept der Segmenttherapie entwickelt.

Das Reaktionsphänomen (nach Hopfer)

Eine Sonderform der Reaktionen im Rahmen der Segmentdiagnostik stellt das Reaktionsphänomen dar. Hierbei handelt es sich um eine Verschlechterung des zu behandelnden Beschwerdebildes über ein bis drei Tage nach einer neuraltherapeutischen Segmentbehandlung. Nach dieser Verschlechterung verringern sich die Symptome nur wieder bis zum Ausgangsbefund. Das Reaktionsphänomen ist im Rahmen der Segmentdiagnostik der deutlichste Hinweis einer Störfelderkrankung. Dem Reaktionsphänomen ist also die Störfelddiagnostik anzuschließen; die Fortsetzung der Segmentbehandlung bleibt erfolglos.

Das retrograde Phänomen (nach Hopfer)

Direktes retrogrades Phänomen

Unter einer Segmentbehandlung treten vorher nicht vorhandene Beschwerden an anderer Stelle auf in Form von Schmerzen, entzündlichen Reaktionen oder Organfunktionsstörungen. Hierbei handelt es sich um die „Meldung“ des für die Krankheit zuständigen Störfeldes. Bestätigt wird dieser Zusammenhang durch Infiltration des sich meldenden Störfeldes und dem anschliessenden Abklingen der eigentlich zu behandelnden Erkrankung.

Indirektes retrogrades Phänomen

Wie beim direkten retrograden Phänomen kommt es im Rahmen einer neuraltherapeutischen Segmentbehandlung oder auch einer Störfeldbehandlung zu Beschwerden an anderer Stelle, wobei das Eingehen auf diese erneuten Befunde unter dem Verdacht einer Störfeldfunktion das anfänglich zu behandelnde Beschwerdebild nicht aufhebt. Unter der ersten neuraltherapeutischen Behandlung meldete sich eine bislang asymptomatisch verlaufende regionale Störung des Organismus, die durch die vorangegangenen neuraltherapeutischen Maßnahmen aktiviert wurde. Es ist wichtig, auf diese neue Symptomatologie neuraltherapeutisch trotzdem einzugehen, da nach Normalisierung dieser zusätzlichen Beschwerden möglicherweise die vorher erfolglose Segmentbehandlung der anfänglichen Beschwerden nunmehr positiv verläuft. In diesem Falle wirkte die neu hinzugetretene Störung als blockierendes Element.

Das Sekundenphänomen (Huneke-Phänomen)

Dies ist sicherlich das interessanteste Phänomen in der Neuraltherapie, dessen Beobachtung und Umsetzung in ein therapeutisches Konzept durch die Brüder Huneke möglich wurde und völlig neue Therapiemöglichkeiten eröffnete. Die Grundlage bildet das nervale Störfeld, von dem ausgehend auf dem Wege des Vegetativums ein Krankheitsbild ausgelöst und unterhalten wird.

Als Sekundenphänomen wird die Reaktionsabfolge bezeichnet, wonach ein Krankheitsbild nach Infiltration eines Störfeldes „in der Sekunde“ abklingt und, so weit die anatomischen Verhältnisse dies noch zulassen, die Normalisierung der Funktion wieder hergestellt wird. Wichtig ist, dass die Beschwerdefreiheit initial mindestens 20 Stunden anhält und sich bei der Wiederholung der Störfeldinfiltration nach Wiederauftreten der alten Beschwerden bis zur dauerhaften Symptomfreiheit steigern lässt. Sind die Zähne als Störfeld identifiziert, muss die anfängliche beschwerdefreie Zeit mindestens acht Stunden anhalten.
Das Sekundenphänomen ist nach wie vor das eindrucksvollste Phänomen in der Neuraltherapie und dokumentiert, welch starken dysregulatorischen Einfluss das Störfeld auf den Organismus ausüben kann.

Das verzögerte Sekundenphänomen

In diesem Falle läuft die Normalisierung eines Krankheitsbildes nach Infiltration des Störfeldes nicht innerhalb weniger Sekunden ab, sondern über einige Stunden, gelegentlich auch Tage. Beim verzögerten Sekundenphänomen ist also etwas mehr Geduld erforderlich als beim normalen Sekundenphänomen sowie eine möglicherweise verlängerte, wiederholte Störfeldtherapie.

Das unvollständige Sekundenphänomen

Beim normalen Sekundenphänomen müssen alle Beschwerden vollständig in Sekunden abklingen. Dies ist beim unvollständigen Sekundenphänomen nicht der Fall, sondern es klingen nur einzelne Symptome eines Krankheitsbildes ab, während andere unbeeinflusst bleiben. Die Beobachtung des unvollständigen Sekundenphänomens ist gebunden an eine besondere Aufmerksamkeit des Therapeuten sowie des Patienten und an eine präzise Dokumentation der Symptomatologie. Es ist dabei wichtig, die einzelnen Symptome eines Krankheitsbildes zu erfassen, um den Wegfall einzelner Symptome nach der Störfeldbehandlung zu bemerken. Die verbliebenen Symptome lassen sich dann häufig über die Segmentherapie oder über weitere Störfelder abbauen bis zur vollständigen Beschwerdefreiheit. Die Möglichkeit, dass ein Krankheitsbild von mehreren Störfeldern ausgelöst und unterhalten werden kann, ist damit dokumentiert.

Das „stumme" Sekundenphänomen (Störfeld als Blockade nach Hopfer)

Dieses Phänomen verlangt mehr Geduld als die übrigen Reaktionsweisen, die im Rahmen der Neuraltherapie auftreten können. Nach erfolgloser Segmenttherapie und detaillierter Störfeldexploration, die ebenfalls ohne positive Antwort verlief, hat es sich bewährt, nochmals mit der Segmenttherapie zu beginnen, auch wenn anfänglich diese ohne Besserung des Beschwerdebildes verlief. Nicht selten kann dann mit der Segmentbehandlung sozusagen in der zweiten Runde ein Krankheitsbild zum Abklingen gebracht werden. Die Ursache für dieses Phänomen dürfte darin liegen, dass ein oder mehrere Störfelder als allgemeine vegetative Belastung die Autoregulation des Organismus blockieren, ohne eine direkte Wirkung auf die erkrankte Organstruktur auszuüben. Mit der „blinden" Störfeldtherapie wurde diese Blockade gelöscht, so dass dann die einfache Segmentbehandlung erfolgreich behandelt werden kann.
Zusammenfassend ist die Kenntnis der unterschiedlichen Reaktionsweisen des Organismus innerhalb einer neuraltherapeutischen Behandlung entscheidend für den Erfolg, da einige Reaktionen unübersehbar, andere eher verdeckt ablaufen.

Taktisches Vorgehen

Am Beginn einer neuraltherapeutischen Behandlung stehen grundsätzlich die Segmentdiagnostik und Segmenttherapie. So wird mit möglichst wenigen gezielten Injektionen die erste Reaktion abgewartet. Mit wachsender Erfahrung kann es jedoch auch vorkommen, dass primär die Störfelddiagnostik angewendet wird. Je nach Erkrankungsart sind unmittelbar nach der Behandlung bei korrekter Injektionstechnik häufig die geklagten Beschwerden deutlich gebessert oder aufgehoben. Die nächste Vorstellung des Patienten sollte von der Beschwerdesymptomatik abhängig gemacht werden. Bei akuten Beschwerden sollte der Patient ein bis zwei Tage später einbestellt werden, bei chronischem Krankheitsbild nach etwa einer Woche. Die nächste Behandlung zeigt häufig schon, ob der eingeschlagene Weg der Segmentbehandlung richtig war, lediglich durch die gleichen Injektionen fortgesetzt werden muss, erweitert werden muss oder der Verdacht einer Störfeldinduktion besteht.
Kann die Segmentbehandlung fortgesetzt werden, werden die anfänglichen Injektionen bis zur Beschwerdefreiheit fortgesetzt, wobei sich die Behandlungsintervalle deutlich verlängern. Mit erreichter Beschwerdefreiheit kann der Patient mit dem Hinweis entlassen werden, wiederzukommen, wenn das alte Krankheitsbild wieder auftritt. Eine prophylaktische Behandlung ist abzulehnen, da sie dem Patienten keinerlei Vorteile bringt.
Zeigt sich nach den ersten zwei bis drei Behandlungen am Ergebnis, dass das Krankheitsbild wahrscheinlich störfeldinduziert ist, wird die Störfelddiagnostik eingeleitet. Hierbei richtet man sich primär nach den anamnestischen Störfeldmöglichkeiten. Sind diese ausgeschöpft worden, wird auch bei fehlender Anamnese die Störfelddiagnostik nach Wahrscheinlichkeit systematisch „von Kopf bis Fuß" fortgesetzt. Wegen der Häufigkeit der Störfelder im Zahn-Kiefer-Bereich und der eingeschränkten inspektorischen und palpatorischen Diagnostik sollte eine Zahnpanoramaaufnahme evtl. mit gezielten Einzelaufnahmen erfolgen, um die Beherdungssituation möglichst vollständig zu erfassen.
Ist das Störfeld oder sind mehrere Störfelder diagnostiziert, die für das zu behandelnde Krankheitsbild die Ursache bildeten, werden

die entsprechenden Injektionen bis zur Beschwerdefreiheit über länger werdende Intervalle fortgesetzt.
Kann auch über die subtile Störfeldbehandlung das Krankheitsbild nicht anhaltend behoben werden, sondern nur für wechselnde, kürzere Zeiträume, besteht der Verdacht, dass sich mit neuraltherapeutischen Maßnahmen alleine die Störfelder nicht eliminieren lassen. So ist abzuwägen, ob eine chirurgische Störfeldsanierung erforderlich wird. Auch hier zeigt sich der Zahn-Kiefer-Bereich wieder als häufigste Störfeldlokalisation.
Die chirurgische Störfeldsanierung ist neuraltherapeutisch zu begleiten durch wiederholte Infiltration der entstandenen Wunden und Narben, nicht nur, um eine sichere, reizlose Wundheilung zu erreichen, sondern auch, um die Ausbildung erneuter Störfelder durch die neu entstehenden Narben zu unterbinden. Es empfiehlt sich gerade in der Behandlung frischer Wunden, nur das esterstrukturierte Procain zu verwenden, da über die vasodilatatorische Wirkung des Spaltproduktes des Procains, des Diäthylaminoäthanols, am Ort der Injektion optimale Durchblutungsverhältnisse erreicht werden.
Kann eine Heilung des zu behandelnden Krankheitsbildes auch nach erfolgter Störfeldbehandlung, eventueller chirurgischer Herdsanierung und nochmaligem Versuch einer Segmentbehandlung nicht erreicht werden, besteht der Verdacht auf eine allgemeine Regulationsblockade, die alleine mit neuraltherapeutischen Maßnahmen nicht zu lösen ist. Die bereits durchgeführte neuraltherapeutische Behandlung, insbesondere die Störfeldbehandlung, ist keineswegs als nutzlos zu betrachten, da Störfelder generell einen Teil der Blockierungsmechanismen des Grundregulationssystems ausmachen. In diesen Fällen sollte die weiter gehende Diagnostik erfolgen, sei es durch die Thermoregulationsdiagnostik, die Elektroakupunktur oder Bioresonanzverfahren, um die Ursachen der Blockierung finden zu können.

Nebenwirkungen und Risiken

Wie bei jeder Behandlungsmethode sind auch bei der Neuraltherapie nach Huneke Nebenwirkungen möglich. Durch die Verwendung eines Lokalanästhetikums sind alle für dieses Medikament typischen Nebenwirkungen allgemeiner Art in Kauf zu nehmende Nebenerscheinungen. Sie hängen zum einen von der Dosierung wie auch von der Lokalisation der Injektion ab. Das optimale Medikament zur Neuraltherapie ist 1%iges Procain ohne jegliche Zusätze. Bei der weit unterhalb der toxischen Maximaldosis liegenden Menge an Procain, die pro Sitzung verabreicht wird, sind bei korrekter Injektionstechnik keine toxischen Nebenwirkungen zu erwarten; leichter Schwindel, Metallgeschmack auf der Zunge, leichtes Zittern und Schwitzen sind Symptome, über die viele Patienten berichten. Diese durch das Procain hervorgerufenen Nebenwirkungen sind nach wenigen Minuten ohne weitere Behandlung wieder abgeklungen.

Das Scheitern der Neuraltherapie: Ursachen und weitere diagnostische und therapeutische Möglichkeiten

Trotz eines sehr breiten Anwendungsspektrums der Neuraltherapie nach Huneke, welches über nahezu alle Fachbereiche der Medizin reicht, ist nicht jede neuraltherapeutische Behandlung erfolgreich abzuschließen. Die Ursachen hierfür können zum einen beim Therapeuten selbst liegen, dem es nicht gelingt, alle neuraltherapeutisch erreichbaren Störungen des Organismus zu erkennen. Zum anderen können unvollständige anamnestische Angaben des Patienten Ursache für ein Scheitern der neuraltherapeutischen Bemühungen sein. Weiterhin sind neuraltherapeutisch nicht erreichbare Blockierungen des Organismus möglich, die jedoch anderen Therapieverfahren gut zugänglich sind. Hierzu zählen Blockierungen des Grundregulationssystems durch Toxine aus der Nahrungskette, Schwermetallbelastungen oder Residuen abgelaufener viraler, bakterieller oder funguider Infektionskrankheiten. Die spezifischen Diagnose- und Therapieverfahren, wie z. B. die Elektroakupunktur, Vega-Testverfahren oder Bioresonanzverfahren, sind zum Teil in der Lage, diese Blockierungen aufzudecken und zu therapieren. Viele weitere allgemein wirksame Umstimmungsverfahren, so die Eigenbluttherapie oder das Heilfasten, um nur zwei Beispiele zu nennen, sind durchaus in der Lage, bestehende Blockierungen so weit zu normalisieren, dass alleine hierdurch oder nach nochmaligem anschließendem neuraltherapeutischem Behandlungsversuch ein chronisches Krankheitsbild zu beheben ist.

Praxis der Injektionstechnik

Einleitung

Die hier nach Körperregionen dargestellten Injektionstechniken sind diejenigen, die in der Praxis am häufigsten durchgeführt werden.

Lagerung des Patienten

Zu jeder Injektionsbehandlung sollte der Patient in einer entspannten und gleichzeitig sicheren Position sein, um die Injektionen möglichst sicher durchführen zu können. Dabei sollte die Lagerung so vorgenommen werden, dass nicht zu jeder Injektion eine neue Lagerung des Patienten notwendig wird und keine Unruhe entsteht, die dem Patienten die Entspannung erschwert. Für den Therapeuten ist es grundsätzlich wichtig, möglichst „standardisierte“ Lagerungen zu den Injektionen zu benutzen und damit eine größere „Treffsicherheit“ bei den Injektionen zu erreichen. So ist die Rückenlage bei allen Injektionen in ventralen und lateralen Körperregionen günstig. Bei Injektionen im Bereich der dorsalen Körperregion vom Kopf bis zum Os coccygis ist das entspannte Sitzen auf der Liege anzeigt, bei Injektionen an die dorsalen Abschnitte der unteren Extremität die Seitlagerung.

Desinfektion

Grundsätzlich soll vor jeder Injektion die Haut desinfiziert werden, wobei die Einwirkung des meist alkoholischen Desinfektionsmittels drei Minuten nicht unterschreiten sollte. Die praktische Erfahrung im Umgang mit Procain zeigt jedoch, dass auch die Nichteinhaltung der „Desinfektionszeit“ kein erhöhtes Auftreten von injektionsbedingten Infektionen zur Folge hat. Injektionen in Gelenke und in den Periduralraum mit dem geringen Risiko einer Duraverletzung sollten unter streng aseptischen Bedingungen durchgeführt werden.
Das Infektionsrisiko unter Verwendung von Procain ist, bedingt durch die starke Perfusionsverbesserung am Ort der Injektion (Diäthylaminoäthanol), vernachlässigbar gering.

Injektionsvorgang

Jede Injektion soll sicher, möglichst schmerzarm und in der Lokalisation präzise sein. Es empfiehlt sich, möglichst jede Injektion mit aufgelegter, abgestützter Hand vorzunehmen. Das freihändige Injizieren birgt das Risiko der Fehlinjektion und unnötigen Verletzung des Patienten durch mögliche Ausweichbewegungen. Die abgestützte Hand ist zu feinmotorischen Leistungen besser in der Lage als die nicht abgestützte. Das Gefühl für die unterschiedlichen Gewebearten, durch die die Kanüle teilweise bis in erhebliche Tiefen vorgeschoben werden muss, um an den eigentlichen Injektionsort zu gelangen (z. B. paravertebraler Grenzstrang, prävertebrale Ganglien, retroperitonealer Raum des kleinen Beckens), verlangt ein langsames Vorschieben der Kanüle, welches mit leichtem Stempeldruck, also geringer gleichzeitiger Infiltration, auch für den Patienten schmerzärmer abläuft. Dazu ist die Verwendung von scharfen, möglichst dünnen Einmalkanülen notwendig, die häufig zu wechseln sind. Teilweise, insbesondere bei der periduralen Injektion, wird die freie Hand als Sicherung der Nadel benutzt, die am Konus gefasst, extrem langsam durch das derbe Lig. flavum vorgeschoben werden muss, um in den nur 2 – 3 mm breiten Periduralraum ohne Verletzung der Dura mater spinalis zu gelangen.

Erlernt werden muss der einhändige Umgang mit Spritze und Kanüle. Was wie eine Banalität klingt, zeigt sich im neuraltherapeutischen Alltag doch häufig als Ursache von unsicheren Injektionen. Das einfache Werkzeug dient nicht nur zur Applikation des Lokalanästhetikums an die definierte anatomische Struktur, sondern ist bei subtiler Injektionstechnik gleichzeitig der „Fühler“ für die unterschiedlichen Gewebestrukturen. Die einhändige Aspiration, das Drehen der Nadel um 180 ° und die erneute Aspiration, die vor jeder tieferen Infiltration erfolgen muss, verlangt eine häufige Übung. In Fällen, in denen die zweite Hand zur Fixation des Gewebes (siehe Injektion an das Ganglion stellatum) oder zum Halten der Spatellampe (z. B. Injektion an die Tonsillen) benutzt werden muss, ist die „Einhandtechnik“ notwendig.

Aufklärung

Wichtig ist die Aufklärung des Patienten nicht nur über die Risiken, sondern vor allem den Sinn der Injektionen. Injektionsbedingte Schmerzen, wie z. B. der Blitzschmerz bei Injektionen an periphere Nerven, sollten angekündigt werden, ebenso wie die ziehenden Beschwerden in Blase und Dammregion bei der Injektion an die Ausläufer des Plexus uterovaginalis, die zur Kontrolle der korrekten Nadellage dienen.
Bei der Injektion ist auf Beschwerdeangaben oder Schmerzangaben des Patienten zu achten, da sie Hinweis auf eine nicht korrekte Nadellage sein können. Starke Schmerzen dürfen bei keiner Injektion auftreten. In diesem Falle muss die Injektion unterbrochen und die Nadellage überprüft und korrigiert werden.
Grundsätzlich sollte jeder Patient nach einer neuraltherapeutischen Behandlung möglichst für die Wirkdauer des verwendeten Lokalanästhetikums in ärztlicher Beobachtung bleiben; nicht nur erwartete Reaktionen wie Schwindel, leichte Einschränkung des Sensoriums oder sensible oder motorische Lähmungen sollten abgeklungen sein, sondern auch unerwartete Reaktionen des Kreislaufs (z. B. nach Injektion an das Ganglion coeliacum) oder frühe allergische Reaktionen, die evtl. einer Behandlung bedürfen, können so miterfasst werden.

Komplikationen, Risiken und Fehler

Trotz Beherrschung der Injektionstechnik und größtmöglicher Aufmerksamkeit bei der Injektion sind Komplikationen nie vollständig auszuschließen. Jede bei der Behandlung auftretende Komplikation sollte dokumentiert werden, nicht nur zur Eigenkontrolle, sondern um die Komplikationen besser erfassen zu können und aus ihnen zu lernen.

- Intraarterielle Injektion
  Die versehentliche intraarterielle Injektion eines Lokalanästhetikums in ein hirnwärts ziehendes Gefäß mit den entsprechenden Folgen stellt die schwerste, wenn auch seltene Komplikation dar, die einer intensivmedizinischen Betreuung bedarf. Als Ursache

kommt prinzipiell nur die nicht korrekt durchgeführte zweimalige Aspiration mit Drehung der Nadel um 180° in Frage

- Anaphylaxie
  Die ebenfalls sehr seltene Anaphylaxie, die sich von der Intoxikation durch das Fehlen von Krämpfen unterscheidet, ist unabhängig von der Injektionstechnik und bedarf ebenfalls der intensivmedizinischen Behandlung unter stationären Bedingungen
- Hämatome
  Hämatome gehören zu den wenig vermeidbaren Komplikationen, die je nach Lokalisation und Ausdehnung weiter konservativ oder sehr selten chirurgisch zu behandeln sind. Die konservative neuraltherapeutische Behandlung des Hämatoms besteht in der möglichst frühzeitigen, ggf. wiederholten Infiltration mit Procain zur schnelleren Resorption und Infektionsprophylaxe durch Verbesserung der Gewebedurchblutung
- Organverletzungen
  Organverletzungen durch Nadelstich (z.B. Lunge, Niere, Leber) haben in der Regel keine chirurgischen Konsequenzen, sollten jedoch im Zweifelsfalle zum Schutz des Patienten unter stationären Bedingungen beobachtet werden.

Außer injektionstechnischen Fehlern sind als Ursache anatomische und topographische Absonderheiten durchaus möglich.

- Punktion der Dura mater spinalis
  Die versehentliche Punktion der Dura mater spinalis bei der periduralen Infiltration ist eine seltene Komplikation, deren Auswirkung für den Patienten nicht selten den „postspinalen Kopfschmerz“ über einige Tage bedeutet. Dies kann zuverlässig verhindert werden, indem nach Feststellen der intrathekalen Nadellage die Nadel bis in den periduralen Raum zurückgezogen wird, dort 2 – 3 ml infiltriert werden zur Aufhebung oder Verringerung des Reizes, den der Liquor im Periduralraum erzeugt. Anschließend muss zusätzlich die Injektion an die Nn. occipitales erfolgen. Diese Injektionen sind ebenso sehr hilfreich bei bereits bestehenden postspinalen Kopfschmerzen nach einer Spinalanästhesie, die zu einem operativen Eingriff vorgenommen wurde.

Dosierung der Lokalanästhetika

Die maximale Dosierung für Procain 1 % liegt bei extravasaler Applikation bei 500 mg. Dies entspricht bei 1 %iger Lösung einer Menge von 50 ml. Diese Menge wird im Rahmen auch einer ausgiebigen neuraltherapeutischen Behandlung nie benötigt. Die Menge von 10 – 20 ml ist pro Sitzung die Obergrenze und braucht nicht überschritten zu werden. Sollte dies im Einzelfalle doch nicht zu umgehen sein, ist eine Pause zwischen der ersten und zweiten Injektionsserie von einer halben bis zu einer Stunde einzuhalten. Anzustreben ist bei jeder Behandlung, nur mit geringsten Mengen Procain auszukommen und das Medikament durch subtile Injektionstechnik an die erkrankte Struktur zu bringen. Eine ausgiebige Durchflutung des Gewebes mit Procain ist als vermeidbarer Fehler abzulehnen.

Häufige Injektionen

Die Quaddel

Die intrakutane Applikation eines Medikamentes erzeugt eine derbe Auftreibung der Kutis mit einer Hautoberfläche, die der „Apfelsinenhaut" gleicht. Dies wird nicht ganz zu Recht als „Quaddel" bezeichnet. Die echte Quaddel besteht aus einer Abhebung des Coriums von der Kutis, wie sie z. B. im Rahmen einer kutanen allergischen Reaktion entsteht; in diesem kleinen Raum ist Plasma zu finden. Die neuraltherapeutische Quaddel erzeugt diesen Hohlraum nicht, sondern ist eine alle Schichten der Haut umfassende Infiltration. Die Quaddeltherapie ist eine unspezifische Reizbehandlung, die über den segmentreflektorischen Weg therapeutischen Einfluss auf Erkrankungen im gleichen Segment nehmen soll, was u. a. zu einer verbesserten Zirkulation in diesem Segment führt.
Die intrakutane Injektion zur neuraltherapeutischen Quaddel wird mit der 2 cm langen, 0,4 mm dicken Nadel vorgenommen und erzeugt primär einen kurzen brennenden Schmerz durch Reizung der somatosensiblen und sympathischen Afferenzen; dem Schmerz folgt eine Anästhesie der Haut über der Quaddel. Das Ergebnis besteht häufig, trotz dieser Minimalbehandlung, in einer merkbaren Besserung der vorher bestehenden Beschwerden. Pro Injektion reichen 0,2 ml Procain. Eine Hautrötung der Quaddel bei Verwendung von Procain ist nicht als allergische Reaktion fehlzudeuten, sondern ist Ausdruck der intrakutanen Gefäßdilatation durch das Spaltprodukt des Procains, das Diäthylaminoäthanol.

Infiltration von Gelosen

Die Gelose ist ein im interstitiellen Bindegewebe lokalisierter, als weicher Tumor abgrenzbarer Gewebebezirk. Als Ursache ist eine umschriebene Störung der Gewebeperfusion anzunehmen, die mit einem lokalisierten Ödem des Bindegewebes einhergeht und nach Ricker durch eine umschriebene Verlangsamung des Blutstromes (Prästase) durch Reizung des perivasalen Sympathikus bedingt ist. Der Sitz der Gelose in der Subkutis ist leicht zu tasten, in der Mus-

kulatur etwas schwieriger. Hier findet die Bezeichnung „Myogelose“ Anwendung. In tieferen Gewebeschichten ist die Gelose leicht zu übersehen. Die Gelosen finden sich als segmentreflektorische Antwort z. B. im Reflexzonenbereich der inneren Organe, wie über dem Os sacrum bei Erkrankungen im Bereich des pelvinen Retroperitoneums oder in den Bauchdecken bei Erkrankungen der Abdominalorgane.
Nicht zu verwechseln sind Gelosen mit Lipomen, die gegen die Haut gut verschieblich und in der Regel größer sind als Gelosen.
Je nach palpatorisch zu ermittelnder Tiefe werden mit einer 2 bis 4 cm langen Nadel unter digitaler Kontrolle 0,5 ml Procain infiltriert. Mit Wiederholung der Injektion wird die Gelose deutlich kleiner und verschwindet schließlich häufig unter Reduktion des Beschwerdebildes der zu behandelnden Erkrankung.

Injektion in muskuläre Triggerpunkte und Muskelinsertionen

Die lokale Hypertonie eines Teils der Muskulatur ist häufig als Antwort des sensomotorischen Systems bei inneren Erkrankungen oder bei funktionellen Überlastungen des Bewegungsapparates zu beobachten. Die subtile Palpation ergibt in dieser verspannten Muskulatur kleine Bezirke mit auffällig heftigem Druckschmerz; dieselben palpatorisch nachweisbaren „Maximalpunkte“ finden sich im Bereich des entsprechenden Muskelursprungs oder -ansatzes. Hier wird mit der 2 – 6 cm langen Nadel jeweils 0,5 ml Procain infiltriert mit dem Ergebnis einer länger anhaltenden Normalisierung des Muskeltonus und entsprechender Verringerung des Beschwerdebildes.

Infiltration von Triggerpunkten

Der Triggerpunkt ist ein durch einen punktuellen Druckschmerz gut lokalisierbarer Punkt an beliebiger Körperregion, durch dessen digitale Kompression ein bestehendes Beschwerdebild verstärkt wird. Eine eindeutig tastbare Gewebeveränderung findet sich nicht.

Häufig zeigen die Patienten diese Punkte dem Untersucher und berichten von einer vorübergehenden Linderung eines Beschwerdebildes bei leichter Massage dieses Punktes. Beim Triggerpunkt handelt es sich um ein irritiertes Nervenbündel des peripheren somatischen Nervensystems im Durchtritt durch Muskel- oder Subkutanfaszien. Diese Nervenstrukturen werden in der Regel von einem arteriellen Gefäß und Venen begleitet. Sehr häufig entsprechen diese Triggerpunkte den Akupunkturpunkten. Die gezielte Infiltration mit einer 2 bis 4 cm langen Nadel unter Verwendung von 0,5 ml Procain bessert das zu behandelnde Beschwerdebild schlagartig, wobei der Patient in der Region der Infiltration ein Wärmegefühl angibt. Der Behandlungsweg erfolgt wiederum über den segmentreflektorischen Komplex unter wesentlicher Beteiligung des vasalen sowie den mit den Spinalnerven verlaufenden Sympathikus.

Infiltration von Narben

Da jede Narbe potenziell über eine persistierende Reizung des afferenten Sympathikus eine allgemeine Belastung des Sympathikus bis hin zur Störfeldfunktion darstellt, kommt der Infiltration der Narbe sowohl diagnostisch als auch therapeutisch eine große Bedeutung zu. Dabei ist nicht nur die kutane Narbe gemeint, sondern die Narben der ehemalig verletzten oder entzündeten Gewebestruktur, also auch z. B. der Subkutis, der Muskulatur, der Nerven und Gefäße, des Knochens, des Peritoneums wie der Pleura oder jedes Organes. Bis auf die Organe, die über die zuständigen Gefäße und vegetativen Ganglien erreichbar sind, erfolgt die Infiltration der Narbe des entsprechenden Gewebes direkt mit der 2 – 6 cm langen Kanüle. Die zu verwendende Menge Procain ist sehr unterschiedlich und hängt vom Umfang der Narbe ab. Flächenhafte Narben nach Verbrennungen oder Hauttransplantationen, erfordern nicht selten die Verdünnung des Procains auf ½ oder ¼% mit Kochsalz oder die fraktionierte Infiltration in zwei oder drei Abschnitten mit Pausen von jeweils einer halben Stunde. Derbe Narben sind nicht selten nur mit einer aufgeschraubten Kanüle zu infiltrieren, wie z. B. mit der Karpulenspritze.

Die intravenöse Injektion

Die intravenöse Applikation von Procain 1 % in Mengen von 1 – 2 ml in die Kubitalvene gehört mit zu den Standardinjektionen in der Neuraltherapie. Durch die über den venösen Schenkel zentralwärts ablaufende Verteilung auch geringer Procainmengen, wie es in ähnlicher Weise durch Resorption bei extravasaler Applikationsform stattfindet, werden nicht nur Auswirkungen auf Gefäßrezeptoren (Mechano-Chemorezeptoren) möglich, sondern auch auf Rezeptoren der Organe (Herz, Lunge, Intestinum), bis hin zu Auswirkungen auf Hirnfunktionen, deren Unter- oder Überfunktion „nivelliert" werden kann. Es kommen die von Zipf unter dem Begriff der Endoanästhesie zusammengefassten Wirkqualitäten von Procain zum Tragen, unabhängig von den Injektionen, die im Rahmen einer neuraltherapeutischen Behandlung durchgeführt werden. Dabei soll die intravenöse Injektion zügig als Bolus vorgenommen werden. Subjektiv berichten die Patienten über ein besseres Allgemeinbefinden, als Ausdruck einer Verbesserung der vegetativen Ausgangslage. Die pharmakologisch nachgewiesenen Effekte des Procains, das schmerzlindernd, kreislaufregulierend, gefäßerweiternd und -abdichtend, spasmolytisch, antiemetisch, antipyretisch, antiphlogistisch und antihistaminisch wirkt, ergeben wohl in der Gesamtheit die Grundlage für diese Verbesserung des Allgemeinbefindens.

Injektion unter die Kopfhaut

Indikationen

- Schädel-Hirn-Trauma alt/frisch
- diffuse Kopfschmerzen
- postapoplektische Symptome,
- zerebrale Durchblutungsstörungen
- Vertigo
- Tinnitus
- Konzentrationsstörungen
- postmeningitische und postenzephalitische Symptome

Beachte: Der Hirnschädel als Störfeld (posttraumatisch, postinfektiös).

Anatomie

Wirkung auf:

- Peripheres sensibles Nervensystem (N. trigeminus, Nn. occipitales)
- Periost
- Peripheres sympathisches Nervensystem

Injektionstechnik

Gründliche Palpation der Schädelkalotte, Aufsuchen der druckschmerzhaften Punkte, Infiltration derselben, Berücksichtigung von Narben, Anschlagstellen (Coup, Contrecoup) und persönlichen Druckpunkten. Die Injektion sollte subgaleatisch, nicht subperiostal erfolgen; Vorsicht bei offenen Fontanellen oder Knochendefekten, im Zweifel Aspiration!

Material

5 ml-Spritze
20er-Kanüle
Procain 1 %, pro Injektion 0,2 – 0,5 ml.

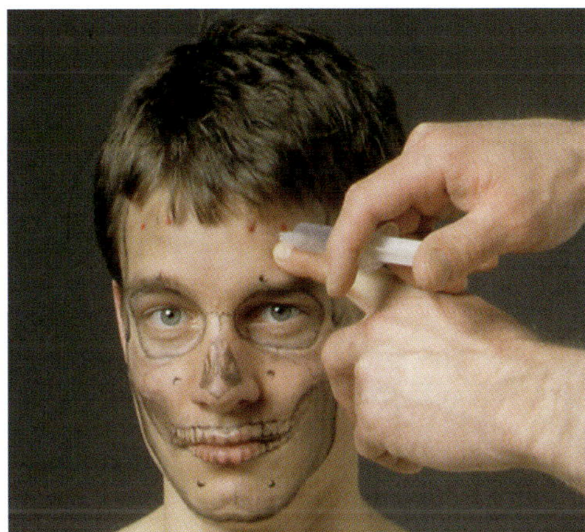

Abb. 1: Injektion unter die Kopfhaut

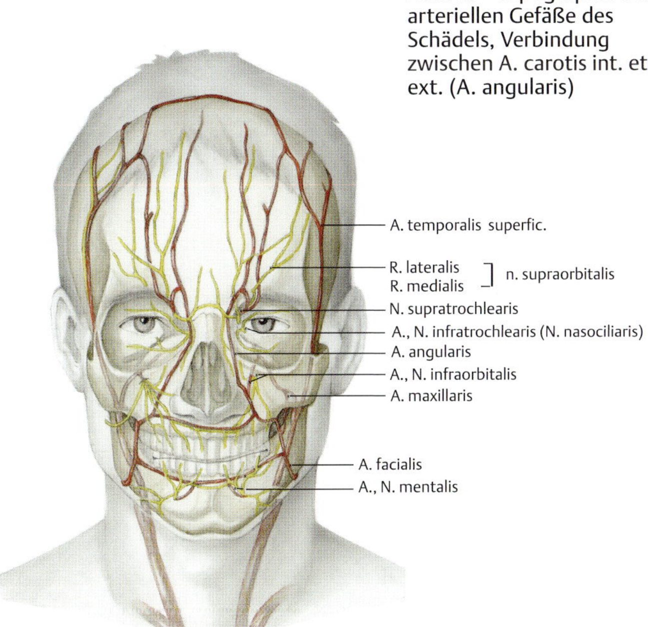

Abb. 2: Topographie der arteriellen Gefäße des Schädels, Verbindung zwischen A. carotis int. et ext. (A. angularis)

Injektion an die Äste des N. trigeminus

Indikation

- Neuralgien der drei Trigeminusäste
- Gesichtsschmerzen
- Herpes zoster im Versorgungsbereich des N. trigeminus
- Stirn-, Augen-, Kieferschmerzen
- Furunkel im Versorgungsbereich des N. trigeminus
- Akne
- Ozäna
- Anosmie
- Rhinitis sicca
- Rhinitis allergica, akute und chronische Entzündungen der NNH
- allergische Erkrankungen der Nasenhöhlen und der NNH

Beachte: Die Nasennebenhöhlen als Störfeld.

Anatomie

Die Injektion an die drei Trigeminusäste N. ophthalmicus, N. maxillaris und N. mandibularis erfolgt weit peripher in Höhe der Nervenaustrittspunkte des Gesichtsschädels.
Der erste und zweite Trigeminusast sind rein sensibel, der dritte Ast sensibel und motorisch (Kaumuskulatur). Für die Neuraltherapie wichtig ist der parallele Verlauf von Sympathikusfasern zur Versorgung der Schweißdrüsen sowie insbesondere der Schleimhaut der Nasenhöhle, der Nasennebenhöhlen und der Schleimhautauskleidung der Mundhöhle.

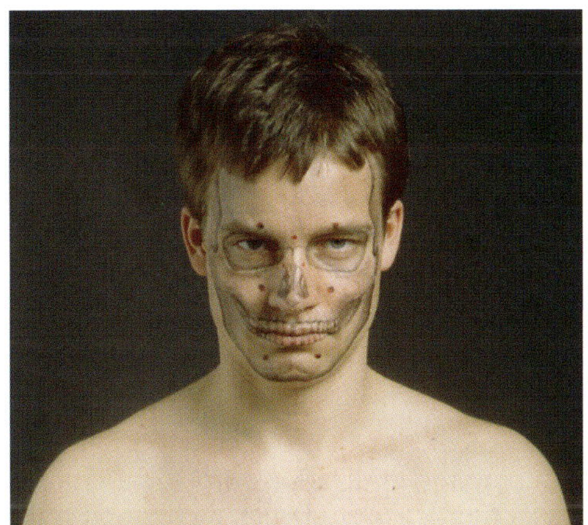

Abb. 3: Injektion an die Äste des N. trigeminus

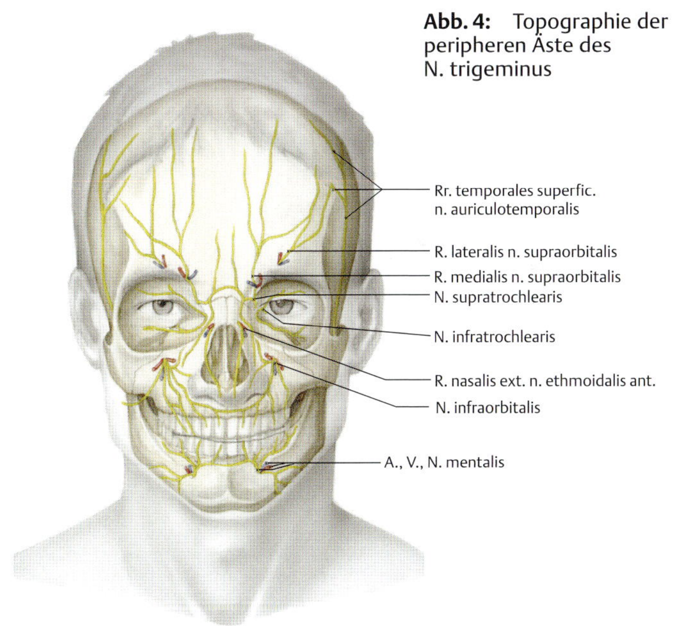

Abb. 4: Topographie der peripheren Äste des N. trigeminus

Injektionstechnik

N. supraorbitalis

Tasten des Foramen supraorbitale etwas medial der Mitte des Orbitaoberrandes, subkutane Infiltration von 0,5 ml Procain 1 %, Verteilen des Medikamentes durch leichten Fingerdruck. Man sollte vermeiden, mit der Kanüle in das Foramen supraorbitale einzudringen wegen der Gefahr einer Gefäß-Nerven-Verletzung.

N. supratrochlearis

In Höhe der Nasenwurzel subkutane Infiltration von 0,5 ml Procain 1 %, welches mit dem Finger unter leichtem Druck rechts und links verteilt wird.

R. nasalis externus n. nasociliaris

Tasten der Knorpel-Knochengrenze in Höhe der proximalen Nasenhälfte; im distalen Viertel des Os nasale ca. 1 cm lateral der Nasenrückenmitte subkutane Infiltration von 0,5 ml Procain 1 %.

N. infraorbitalis

Tasten des Foramen infraorbitale ca. 0,5 – 1 cm unterhalb und etwas medial der Mitte des Orbitaunterrandes, subkutane Infiltration von 0,5 ml Procain 1 %, Verteilen des Medikamentes durch leichten Fingerdruck. Als zweite Möglichkeit besteht die enorale Injektion: Anheben der Oberlippe, Einstich in Höhe der Umschlagfalte zwischen dem 3. und 4. Oberkieferzahn, Vorschieben der 20er-Kanüle um 1,5 – 2 cm in Richtung Orbitaunterrand, submuköse Infiltration von 0,5 – 1 ml Procain 1 %. Man sollte nicht in das Foramen infraorbitale eindringen, um Gefäß-Nerven-Verletzungen zu vermeiden.

N. mentalis

Tasten des Foramen mentale in der Mitte des Unterkieferastes in Höhe des 3. bis 4. Unterkieferzahnes, subkutane Infiltration über den Nervenaustrittspunkt von 0,5 ml Procain 1 %.

Komplikationen

Die Hämatombildung durch Gefäßverletzungen kann durch digitale Kompression vermieden werden. Bei Nervenpunktion tritt ein blitzartiger Schmerz auf; in diesem Falle sollte die Nadel ca. 1 mm vor Injektion zurückgezogen werden.

Material

5 ml-Spritze
20er-Kanüle
Procain 1 %, pro Injektion 0,5 – 1 ml.

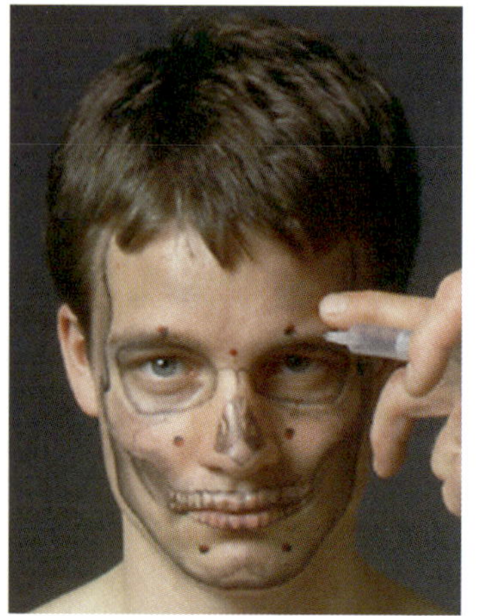

Abb. 5: Injektion an den N. supraorbitalis

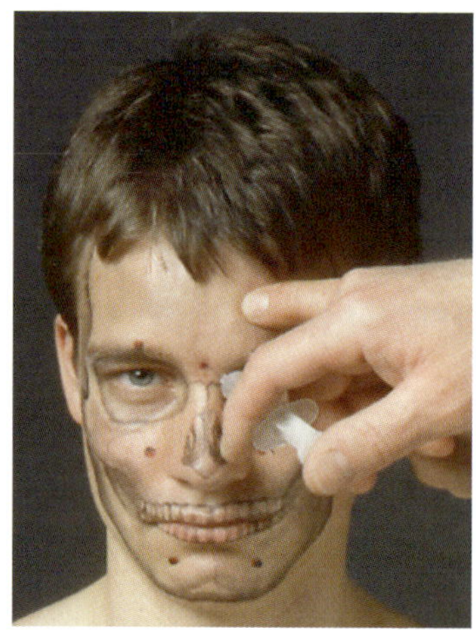

Abb. 6: Injektion an den N. supratrochlearis

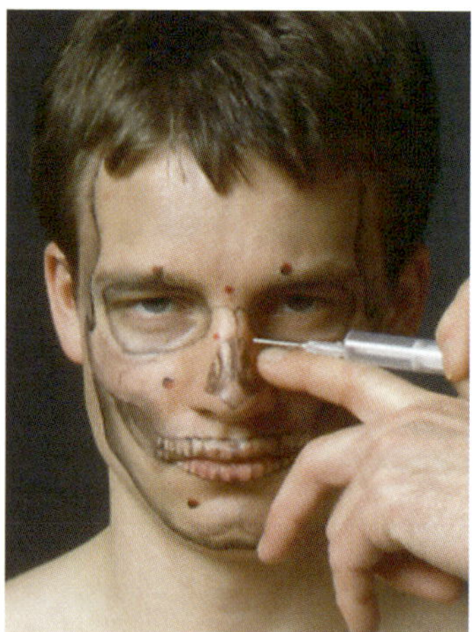

Abb. 7: Injektion an den R. externus n. nasociliaris

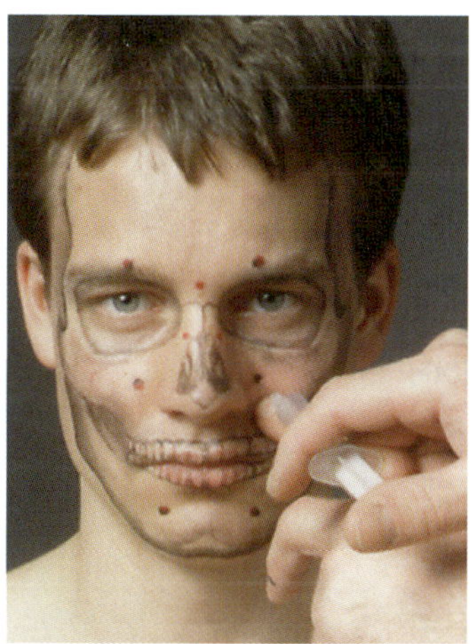

Abb. 8: Injektion an den N. infraorbitalis, äußere Version

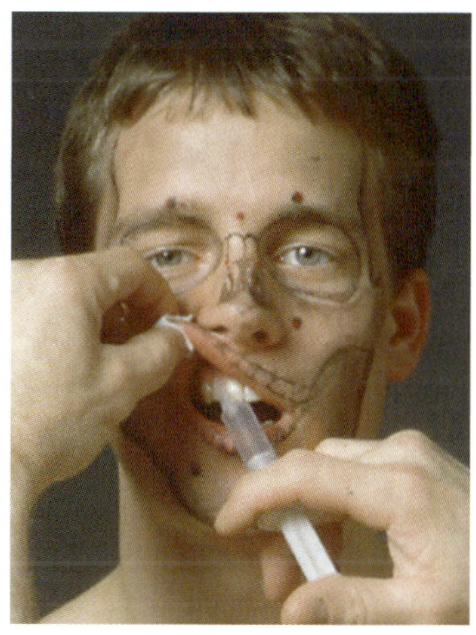

Abb. 9: Injektion an den N. infraorbitalis, enorale Version

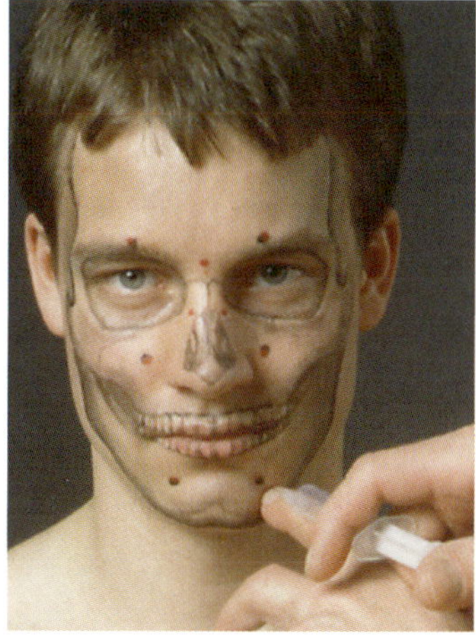

Abb. 10: Injektion an den N. mentalis

Injektion an das Mastoid

Indikationen

- Otitis media (akut, chronisch)
- otogener Schwindel
- Tinnitus
- Hyp- und Hyperakusis
- „Reisekrankheit"
- Otitis externa

Beachte: Das Mittelohr als Störfeld.

Anatomie

Die aus der A. carotis externa in Höhe der Mastoidspitze abzweigende A. auricularis posterior, die auf dem Processus styloideus zwischen Processus mastoideus und Ohr verläuft, versorgt das Mittel- und Innenohr, das Trommelfell, den M. stapedius, die Ohrmuschel und die Ohrmuskeln. Das entsprechende perivasale sympathische Geflecht ist die anatomische Struktur, über die eine Verbesserung der Zirkulation des äußeren und inneren Ohres erreicht werden kann (Clara).

Injektionstechnik

Palpation des Processus mastoideus. 1 cm kranial der Mastoidspitze wird mit der 20er-Nadel zum Mastoidvorderrand, dem Eintrittsort der A. auricularis posterior, und dem Mastoidhinterrand, dem Eintrittsort des R. mastoideus der A. occipitalis, jeweils 0,5 bis 1 ml Procain 1%ig subkutan infiltriert. Narben der Ohrmuschel sowie des Mastoids sollten ebenfalls mit infiltriert werden.

Material

5 ml-Spritze 20er-Kanüle Procain 1 %, pro Injektion 0,5 – 1 ml.

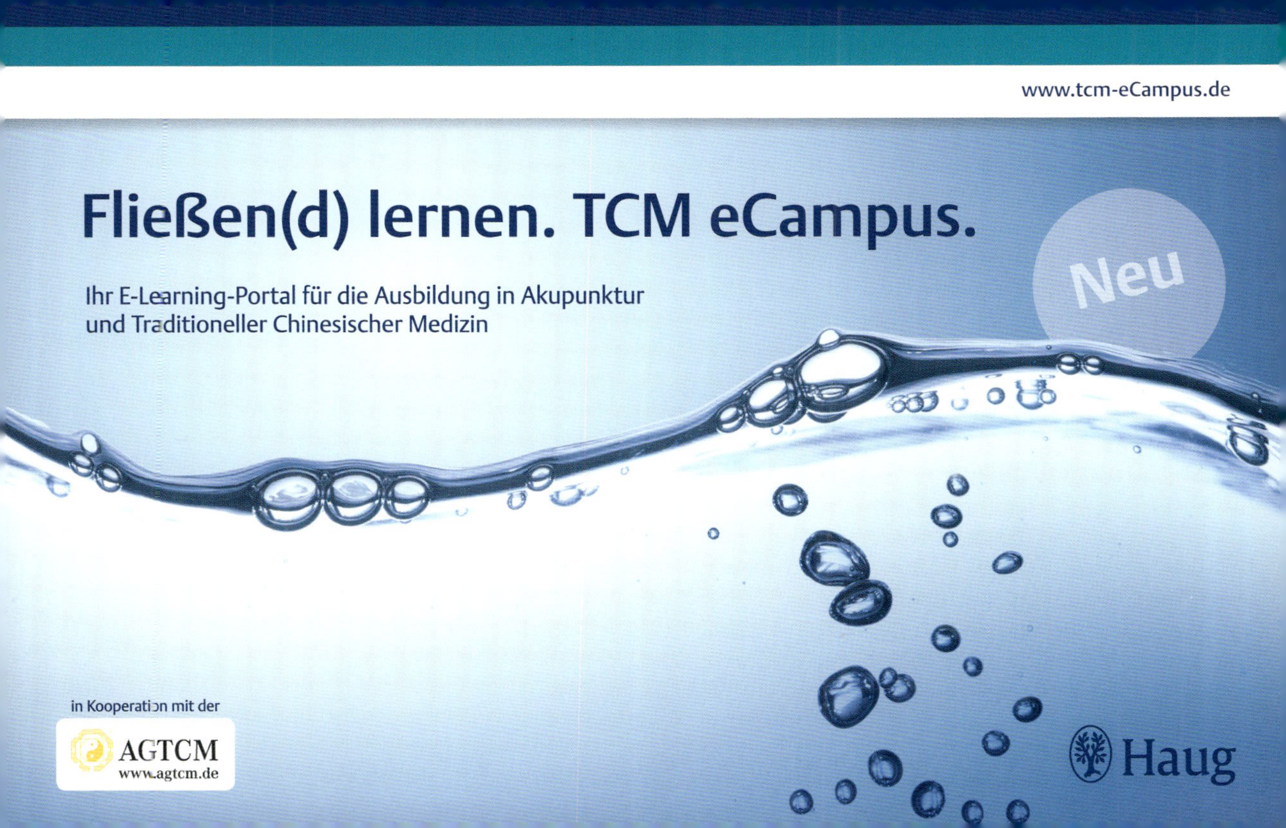

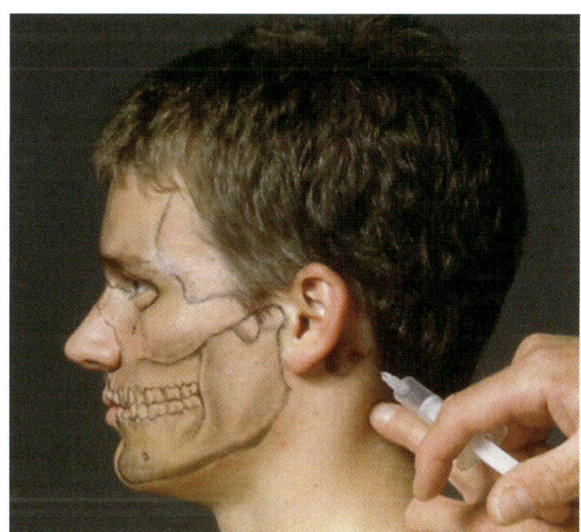

Abb. 11: Injektion an das Mastoid

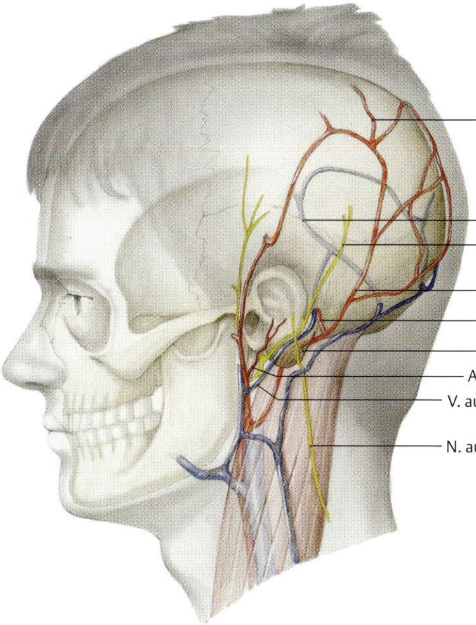

Abb. 12: Topographie zur Injektion an das Mastoid

R. meningeus a. occipitalis
V. diploica temporalis post.
N. auricularis magnus
a. occipitalis
R. mastoideus a. occipitalis
Processus mastoideus
A. auricularis post.
V. auricularis post.
N. auricularis magnus

Injektion an A. facialis, A. temporalis superficialis und N. auriculotemporalis (aus dem N. mandibularis/N. trigeminus)

Indikationen

- Arteriitis temporalis
- diffuse Gesichts-Kopfschmerzen im Versorgungsbereich der A. temporalis superficialis und der A. facialis
- Herpes zoster
- Migräne
- zerebrale Durchblutungsstörungen
- postapoplektische Symptome
- Neuralgie des N. auriculotemporalis

Anatomie

Zielstruktur:
sympathisches perivaskuläres Nervengeflecht

- Variation der Gefäßweite
- efferente und afferente sympathische Versorgung von Knochen, des Periostes, der Muskulatur, der Drüsen, der Haut und Hautanhangsgebilde.

Injektionstechnik

A. temporalis superficialis

Tasten der Arterie am ohrnahen Jochbeinansatz, subkutane perivasale Infiltration von 1 ml Procain 1 %, vor Injektion Aspiration!

A. facialis

Tasten der Arterie auf dem Unterkieferast ca. 1 cm vor der Glandula parotis, perivasale Infiltration von 1 ml Procain 1 %.

N. auriculotemporalis

Tasten der A. temporalis superficialis am ohrnahen Jochbeinansatz. Der N. auriculotemporalis verläuft unmittelbar hinter der A. temporalis superficialis. Die Injektion erfolgt dorsal der tastbaren Arterie in ca. 0,5 bis 1 cm Tiefe, Infiltration von 1 ml Procain 1 %.
Die periarterielle Infiltration sollte der intraarteriellen vorgezogen werden, da der wesentliche Anteil des begleitenden sympathischen Geflechtes perivaskulär verläuft.
Bei normalen anatomischen Verhältnissen ist der arterielle Blutfluss, bedingt durch einen geringeren Druckgradienten des Carotis-externa-Systems, im Vergleich zum Carotis-interna-System über die Anastomosen im Bereich der A. angularis/A. ophthalmica immer in Richtung Carotis-externa-System gerichtet. Bei tiefen Verschlüssen des Carotis-interna-Systems kann es jedoch zur Flow-Umkehr kommen, so dass die intraarterielle Injektion in die A. temporalis superficialis eine Injektion in ein hirnwärtsziehendes Gefäß wird, die in jedem Falle zu vermeiden ist.

Material

5 ml-Spritze
20er-Kanüle
Procain 1 % pro Injektion 1 ml.

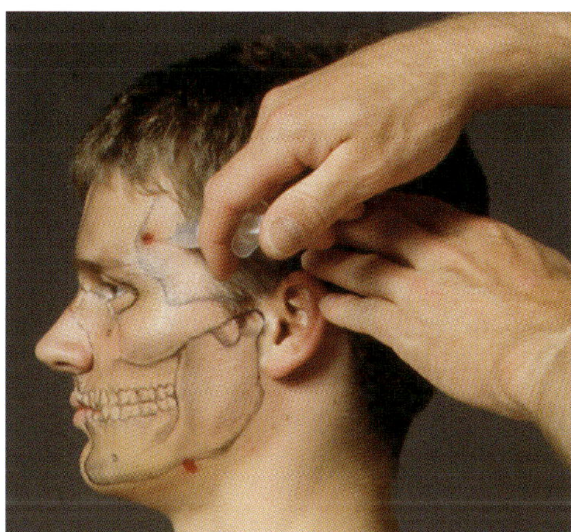

Abb. 13: Injektion an A. temporalis superficialis, A. facialis, N. auriculotemporalis

Abb. 14: Topographie der äußeren arteriellen und neuralen Versorgung des Kopfes

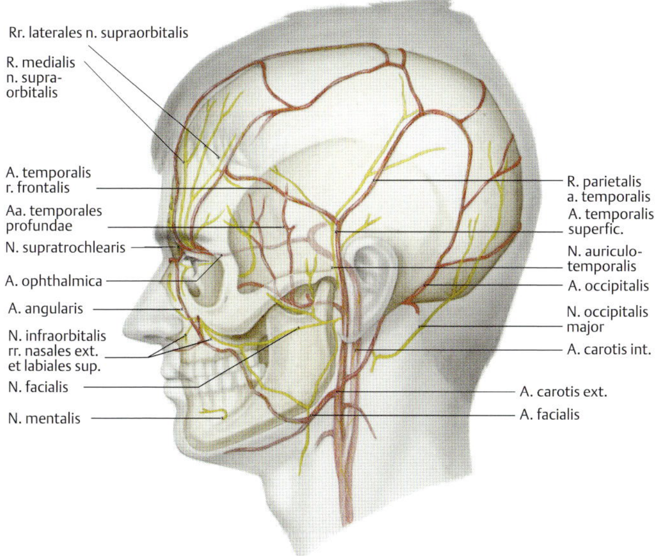

Injektion an und in die Glandula parotidea

Indikation

- Parotitis epidemica
- unspezifische Parotitis
- Parotishyperplasie
- unklare Schmerzen im Bereich der Parotis
- Versuch bei Sialadenitis und Sialolithen, Sialorrhö, Sialose

Beachte: Die Parotis als Störfeld (z. B. nach Mumps).

Anatomie

Die Glandula parotis liegt über dem Unterkieferwinkel (zur Hälfte aufliegend auf dem M. masseter). Die arterielle Versorgung und damit sympathische Innervation erfolgt über die Nebenäste der A. temporalis superficialis. Die Drüsenfunktion selbst ist parasympathisch gesteuert.

Injektionstechnik

Tasten der Glandula parotis auf dem R. mandibulae. 2 cm gesichtswärts des Kieferwinkels und 2 cm kranialwärts des Unterkieferunterastes werden in ca. 1 cm Tiefe 1 – 2 ml Procain 1 % infiltriert.

Material

5 ml-Spritze
20er-Kanüle
Procain 1 %, pro Injektion 1 – 2 ml.

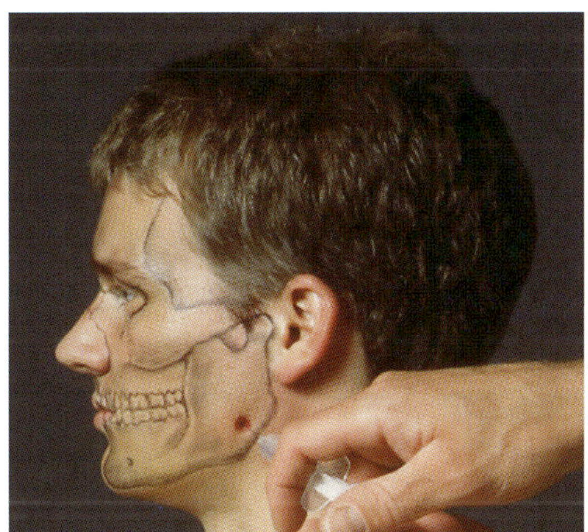

Abb. 15: Injektion in die Glandula parotidea

Abb. 16: Topographie zur Injektion in die Glandula parotidea

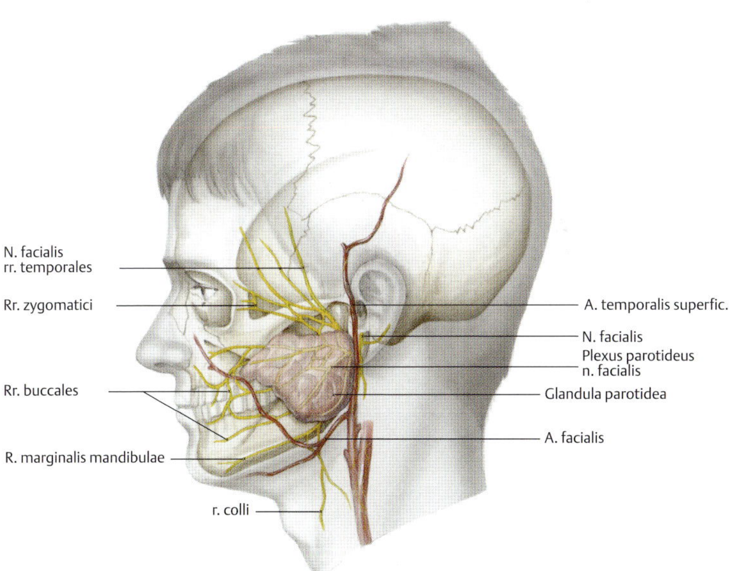

Injektion an das Kiefergelenk

Indikationen

- Degenerative Erkrankungen des Kiefergelenkes
- posttraumatische Beschwerden nach Luxation oder Fraktur des Processus condylaris
- unklare Beschwerden im Bereich des Ohres und des N. auriculotemporalis

Anatomie

Das Kiefergelenk ist ein Gleitgelenk mit einem Discus articularis, der das Gelenk in zwei Kammern aufteilt, und einem Bandapparat, der sowohl das Gleiten in Anterior-posterior-Richtung wie auch in seitlicher Richtung zulässt. Die Gefäßversorgung erfolgt über die A. temporalis superficialis, die sensible Innervation der Kapsel und des Gelenkes über den N. auriculotemporalis.

Injektionstechnik

Tasten des Kiefergelenkes vor dem Ohr unterhalb des Jochbeines. Die Bewegung des Unterkiefers zeigt die Gleitstrecke und damit die Größe des Kiefergelenkes an. Einstich direkt in Höhe des Collum mandibulae, in 1 – 1,5 cm Tiefe werden 1–2 ml Procain 1% nach vorn und hinten um das Kiefergelenk infiltriert.

Material

5 ml-Spritze
20er-Kanüle
Procain 1 %, pro Injektion 1 – 2 ml.

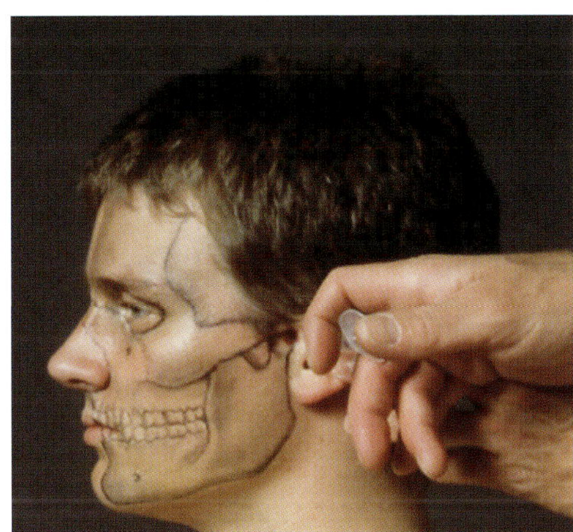

Abb. 17: Injektion an das Kiefergelenk

Abb. 18: Topographie zur Injektion an das Kiefergelenk

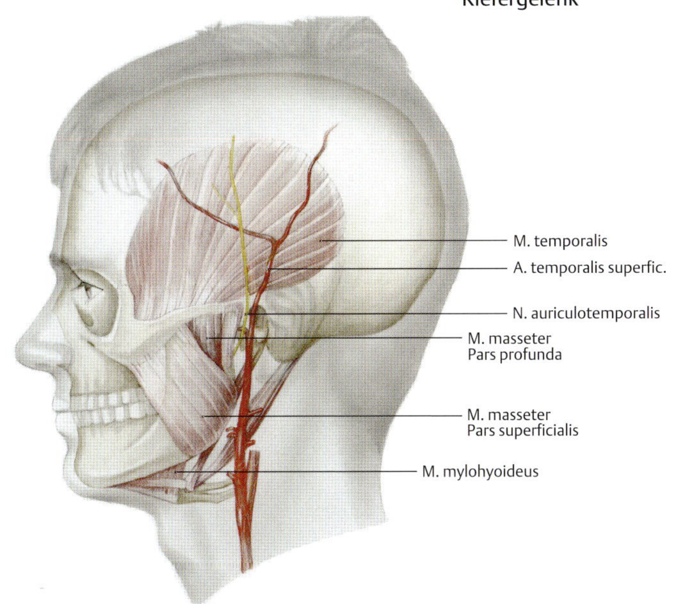

Injektion an das Ganglion ciliare (retrobulbäre Injektion)

Indikationen

- Chronisches und akutes Glaukom
- alle Formen der Entzündungen des Auges, der Augengefäße und der das Auge versorgenden Nerven
- Verletzungen des Auges ohne operative Indikation
- posttraumatische Beschwerden des Auges (auch operationsbedingte)

Beachte: Das Auge als Störfeld.

Anatomie

Das ca. 2 mm große Ganglion ciliare liegt am Übergang vom mittleren zum hinteren Drittel der Orbita zwischen der lateralen Seite des Fasciculus opticus und des M. rectus lateralis.

Drei Anteile des Ganglion ciliare:

- sensibel:
  Ursprung aus dem N. nasociliaris (1. Trigeminusast), Versorgung von Chorioidea, Iris, Corpus ciliare, Sklera und Cornea.
- parasympathisch:
  Eintritt mit dem N. oculomotorius in die Orbita, Versorgung der M. sphincter pupillae und M. cilicaris.
- sympathisch:
  Eintritt mit der A. ophthalmica in die Orbita, Versorgung der Gefäße des Auges und der Mm. dilatator pupillae, tarsalis und orbitalis.

Ein zusätzlicher Nervenast (R. orbitalis) aus dem Ganglion pterygopalatinum gibt sensible, sympathische und parasympathische Fasern aus dem 2. Trigeminusast an das Auge ab. Sie versorgen teilweise die Schleimhaut der hinteren Siebbeinzellen und der Keilbeinhöhle.

Injektionstechnik

Bei fixiertem Kopf im Liegen oder Sitzen tastet man den Orbitaunterrand. Die 3 – 3,5 cm lange und ca. 0,5 mm dicke Kanüle wird rechts bei 7 Uhr und links bei 5 Uhr eingestochen. Das Auge sollte nach oben zur Gegenseite blicken; mit einem freien Finger kann der Bulbus nach medial-kranial leicht weggedrückt werden. Die Stichrichtung der Nadel erfolgt zunächst leicht zum Orbitaboden geneigt (2 – 3°) unter den Bulbus. Bei Knochenkontakt wird durch leichtes Zurückziehen der Kanüle und gleichzeitiges leichtes Anheben die Kanülenspitze frei vom Orbitaboden nur noch maximal 1 cm (nicht weiter!) vorgeschoben. Nach Aspiration erfolgt die langsame Infiltration von 2 – 3 ml Procain 1%. Eine Verletzung des Bulbus ist damit nicht möglich. Nach Injektion kann das Medikament bei geschlossenem Auge durch leicht massierenden Druck verteilt werden.

Komplikation

Retrobulbäres Hämatom mit Exophthalmus, evtl. Vorstellung beim Ophthalmologen.

Material

5 ml-Spritze
3 – 3,5 cm lange Kanüle
Procain 1 %, pro Injektion 2 – 3 ml.

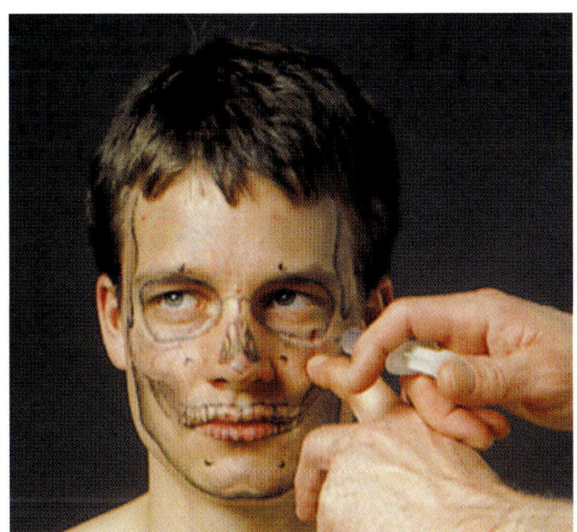

Abb. 19: Injektion an das Ggl. ciliare

Abb. 20: Topographie der Orbita und Nadellage

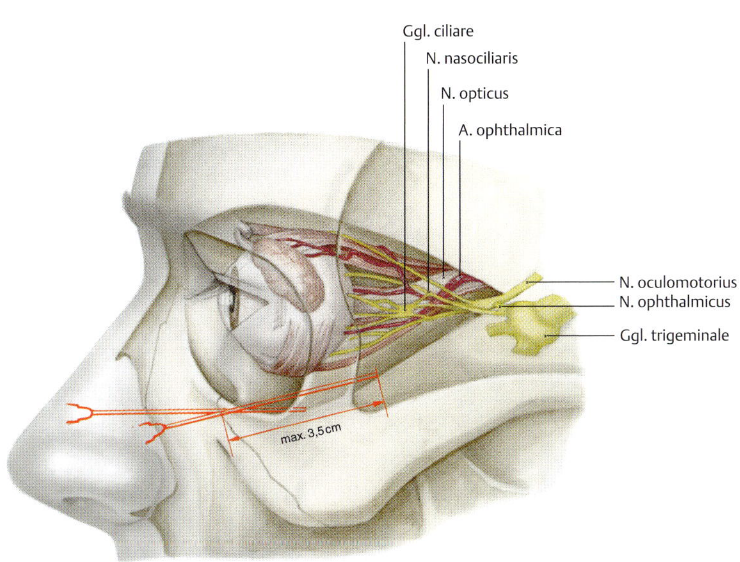

Injektion an das Ganglion pterygopalatinum, den N. maxillaris und die A. maxillaris

Indikationen

- Akute und chronische Sinusitis
- Neuralgie des N. maxillaris
- Rhinitis vasomotorica
- Anosmie
- Versuch bei Ozäna
- Rhinitis sicca
- Behinderung der Nasenatmung nach Tumorausschluss
- unklare Schmerzen im Versorgungsbereich des N. maxillaris (Nase, Kieferhöhle, harter Gaumen, Oberkiefer)
- Heuschnupfen
- allergische Diathese
- unspezifisch entzündliche Augenerkrankungen

Beachte: Die Nasennebenhöhlen als Störfeld.

Anatomie

Das parasympathische Ganglion pterygopalatinum liegt in der Flügelgaumengrube etwas unterhalb des N. maxillaris (2. Trigeminusast). Man unterscheidet drei neurologische Anteile:

- Sensibel:
  Nn. pterygopalatini.
- Parasympathisch:
  Anteil aus dem N. petrosus major. Die Wurzelzellen dieses Anteiles liegen im parasympathischen oberen Speichelkern.
- Sympathisch:
  Anteil aus dem N. petrosus profundus. Diese Fasern stammen aus dem Plexus caroticus internus.

Sensibler und sympathischer Teil durchlaufen das Ganglion pterygopalatinum, der parasympathische Anteil wird auf das zweite Neuron umgeschaltet. Die aus dem Ganglion pterygopalatinum austretenden Nervenzweige versorgen die Nasen-, Gaumen- und Nebenhöhlenregion. Jeder Nervenzweig enthält jeweils einen sensi-

blen Anteil aus dem 2. Trigeminusast und einen parasympathischen sowie sympathischen Anteil. Sie versorgen die Schleimhaut der Nase einschließlich des Nasenseptums, die Schleimhaut des harten und weichen Gaumens, die Kieferhöhle, den hinteren Anteil der Siebbeinzellen und der Keilbeinhöhle.
Alleinige Unterbrechung des N. trigeminus führt nicht zur völligen Schmerzfreiheit, da ein Teil der sensiblen Fasern über das Ganglion pterygopalatinum verläuft.

Der N. maxillaris teilt sich in drei Äste:

- Nn. pterygopalatini:
  Verlauf zum Ganglion pterygopalatinum.
- N. infraorbitalis:
  Versorgung der Zähne des Oberkiefers, Teile der Zahnschleimhaut, der Kieferhöhle sowie der Haut des Unterlides, des Augenwinkels, des Nasenflügels sowie der Haut und Schleimhaut bis zum jeweiligen Mundwinkel.
- N. zygomaticus:
- Versorgung der Haut über dem Jochbein, der seitlichen Stirn und der vorderen Schläfengegend.

Die A. maxillaris tritt als stärkerer Endast der A. carotis externa hinter dem Unterkieferast und durch die Kaumuskeln in die Fossa infratemporalis. Über die A. maxillaris wird das Kiefergelenk, der äußere Gehörgang und die Schleimhaut der Paukenhöhle bis zum Trommelfell sowie die Zähne, der Zahnhalteapparat von Ober- und Unterkiefer, die Paukenhöhle, die Orbita, die vordere und mittlere Schädelgrube sowie das Ganglion trigeminale versorgt.

Injektionstechnik

Tasten des Jochbeines. Der Einstich erfolgt mit der 6 cm langen oder mit der 4 cm langen, 0,4 mm starken Nadel am Oberrand der Jochbeinmitte. Die 4 cm lange Nadel hat den Vorteil, dass sie wegen ihrer Länge die A. maxillaris nicht verletzen kann; dafür ist die notwendige Injektionsmenge des Lokalanästhetikums größer, um das Ganglion pterygopalatinum, den N. maxillaris und die A. maxillaris zu erreichen.

Nach Setzen einer Quaddel wird die Nadel langsam leicht nach vorne und nach unten etwa in Richtung des 7. bis 8. Zahnes der Oberkiefergegenseite vorgeschoben.
Je nach Schädelgröße erreicht man in 5 – 5,5 cm Tiefe die Fossa pterygopalatina.
Nach zweifacher Aspiration mit Drehung der Kanüle um 180° werden langsam 3 ml Procain infiltriert.
Tritt vor Injektion ein einschießender Schmerz in den Oberkiefer und die Nasenflügelregion auf, wurde der N. maxillaris irritiert. Erscheint bei der Aspiration Blut, stammt dies aus dem Plexus venosus pterygoideus oder der A. maxillaris. Vor Injektion sollte die Kanüle um 1 mm zurückgezogen werden.

Komplikationen

Hämatom durch Verletzung des Plexus venosus pterygoideus oder der A. maxillaris. Die Ausdehnung des Hämatoms lässt sich durch die digitale Kompression vom Mund aus eindämmen, indem ein Finger zwischen Oberkiefer und Jochbein in Höhe des Weisheitszahnes geschoben wird. Das unangenehme Druckgefühl insbesondere beim Kauen und Sprechen klingt nach nochmaliger sofortiger Injektion nach obiger Technik von 2 – 3 ml Procain ab, wobei diesmal die Nadel nur ca. 4 cm vorgeschoben wird.

Material

5 ml-Spritze
4 – 6 cm lange Kanüle
Procain 1 %, pro Injektion 3 ml.

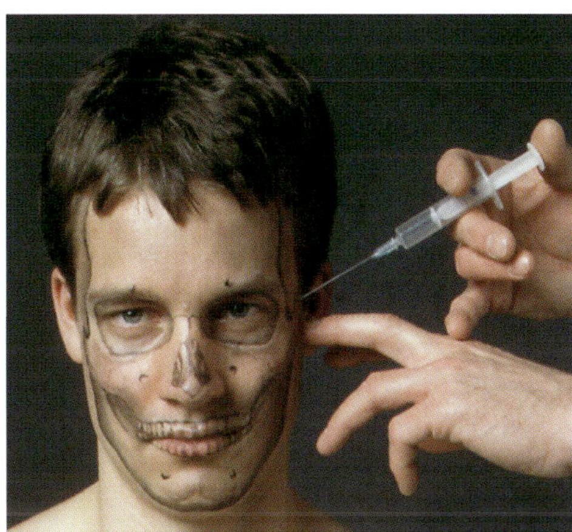

Abb. 21: Stichrichtung an das Ggl. pterygopalatinum, ventrale Ansicht

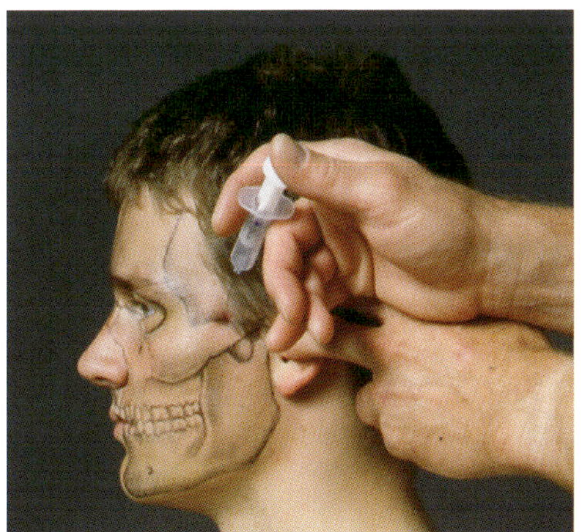

Abb. 22: Stichrichtung an das Ggl. pterygopalatinum, seitliche Ansicht

Injektion an das Ganglion oticum und den N. mandibularis

Indikationen

- Neuralgie des 3. Trigeminusastes
- Kiefergelenksbeschwerden
- Störungen in der Funktion der Kaumuskeln
- entzündliche und benigne tumoröse Erkrankungen der Ohrspeicheldrüse
- unklare Schmerzen im Versorgungsbereich des N. mandibularis

Anatomie

Das parasympathische Ganglion oticum liegt vor dem Foramen ovale in der Fossa temporalis unmittelbar medial des N. mandibularis. Es besteht aus drei neurologischen Anteilen:

- Sensibel:
  Anteil aus dem N. mandibularis
- Parasympathisch:
  Anteil aus dem N. petrosus superficialis mit Herkunft aus dem N. tympanicus des N. glossopharyngeus;
- Sympathisch:
  Anteil, der über die A. meningea media aus der A. carotis interna zufließt.

Der sensible und sympathische Anteil durchlaufen das Ganglion oticum, der parasympathische wird auf das zweite Neuron umgeschaltet. Die aus dem Ganglion austretenden Nervenäste versorgen parasympathisch die Glandula parotidea und die Schleimhautdrüsen der Wangenschleimhaut. Weiterhin fließen dem Ganglion oticum noch Fasern aus der Chorda tympani zu, die motorisch unter Durchkreuzung des Ganglion pterygopalatinum den M. levator veli palatini versorgen. Vom Ganglion oticum erreicht der N. tensoris tympani den M. tensor tympani und steuert die Spannung des Trommelfells.

Der N. mandibularis ist der stärkste Ast des Trigeminus; er führt sowohl sensible Fasern zur Versorgung der Dura mater, der Haut des Kinns, der Unterlippe, der unteren Wangenhälfte, der Schläfenregion, der ventralen Ohrmuschel sowie des äußeren Gehörgangs bis auf einen schmalen Saum der Außenseite des Trommelfells (Restinnervation durch den N. vagus), weiterhin die Schleimhaut der Wange, des Mundbodens und der proximalen zwei Drittel der Zunge, das Zahnfleisch, alle Unterkieferzähne sowie das Kiefergelenk. Er führt weiterhin motorische Fasern für die Kaumuskulatur (M. temporalis, M. masseter, Mm. pterygoidei medialis et lateralis), den M. mylohyoideus, den M. biventer sowie den M. tensor tympani.

Injektionstechnik (nach Hauberrisser)

Tasten des Jochbeines; bei leicht geöffnetem Mund wird die 6 cm lange Nadel ca. 3 cm vor dem Meatus acusticus externus unterhalb des Jochbeines eingestochen. Nach Quaddel und subkutaner Infiltration Vorschieben der Kanüle horizontal streng seitlich zwischen Processus coronoideus und Processus condylaris der Mandibula, bis man in ca. 4 cm Tiefe auf die Lamina lateralis des Processus pterygoideus stößt. Zurückziehen der Kanüle um ca. 2 cm, Wenden der Kanülenspitze horizontal um 10 – 20° nach dorsal und erneutes Vorschieben der Kanüle um 2 cm. Jetzt liegt die Kanülenspitze unmittelbar vor dem N. mandibularis, was eventuelle Sensationen im Unterkiefer anzeigen. Nach zweifacher negativer Aspiration werden langsam 2 – 3 ml infiltriert.

Der neuraltherapeutische Effekt besteht nicht in der vollständigen Unterbrechung der Reizleitung des N. mandibularis, sondern in der Unterbrechung des sympathischen und parasympathischen Schenkels. Wichtig ist, dass die Kanüle nicht weiter vorgeschoben wird, nicht nach kranial gerichtet ist und durch zweifache Aspiration die intravasale oder intrathekale Nadellage (mögliche Duraausstülpung im Bereich des Foramen ovale) sicher ausgeschlossen ist.

Material

5 ml-Spritze
6 cm lange Kanüle
Procain 1 %, pro Injektion 3 ml.

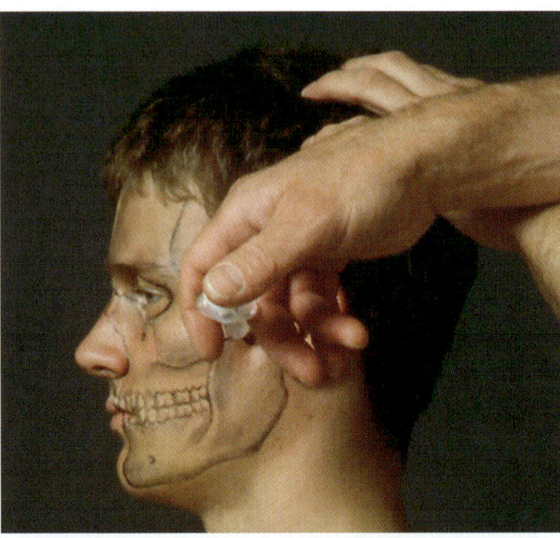

Abb. 23: Injektion an das Ggl. oticum, seitliche Ansicht

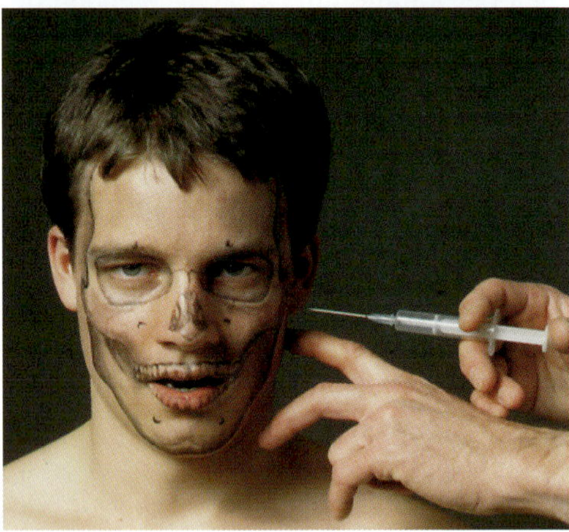

Abb. 24: Injektion an das Ggl. oticum, vordere Ansicht

Injektion an N. occipitalis major, A. occipitalis und N. occipitalis minor

Indikation

- Neuralgie des N. occipitalis major
- okzipitaler Kopfschmerz
- HWS-Schleudertrauma
- Erkrankungen im Versorgungsbereich des N. trigeminus und des N. vagus
- zervikale Migräne
- Konzentrationsschwäche
- Brennen der Augen mit subjektiver Visuseinschränkung

Anatomie

Der N. occipitalis major aus C2 ist der stärkste sensible Ast der zervikalen Spinalnerven. Er versorgt sensibel das Hinterhaupt bis zur Scheitelhöhe und seitwärts bis zur Schläfengegend. Es bestehen Verbindungen zum R. dorsalis der Segmente C1 und C3. Wichtig ist die Verbindung des zweiten Halssegmentes über die Hintersäule mit den Endkernen des N. trigeminus und Afferenzen des N. vagus.

Injektionstechnik

N. occipitalis major und A. occipitalis

Tasten des Hinterhauptunterrandes bei leicht anteflektiertem Kopf. Ca. 4 cm lateral der Mittellinie ist die A. occipitalis tastbar. Unmittelbar medial von ihr läuft der N. occipitalis major. Mit der 20er-Nadel werden 0,5 – 1 ml perineural in ca. 1 – 1,5 cm Tiefe infiltriert. Die Anästhesie der okzipitalen Kopfhaut und ein Wärmegefühl, bedingt durch Sympathikolyse des perivasalen Geflechtes der A. occipitalis, zeigen den richtigen Sitz der Injektion.

N. occipitalis minor

Tasten des Hinterrandes des Processus mastoideus. Knapp fingerbreit medialwärts verlaufen auf dem nach okzipital sich verbreiternden M. sternocleidomastoideus Äste des N. occipitalis minor, die bei Irritation druckdolent sind. Nach Anlage einer Quaddel wird 1 ml subkutan in ca. 0,5 – 1 cm Tiefe infiltriert. Als zweite Injektionsstelle erreicht man den N. occipitalis minor am Punctum nervosum.

Material

5 ml-Spritze
20er-Kanüle
Procain 1 %, pro Injektion 0,5 – 1 ml.

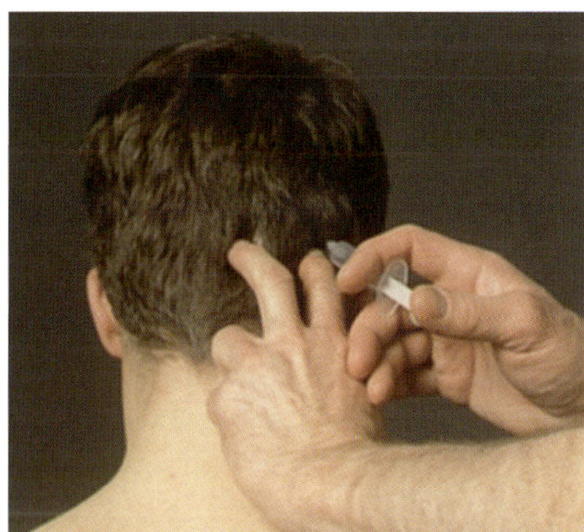

Abb. 25: Injektion an die Nn. occipitales und die A. occipitalis

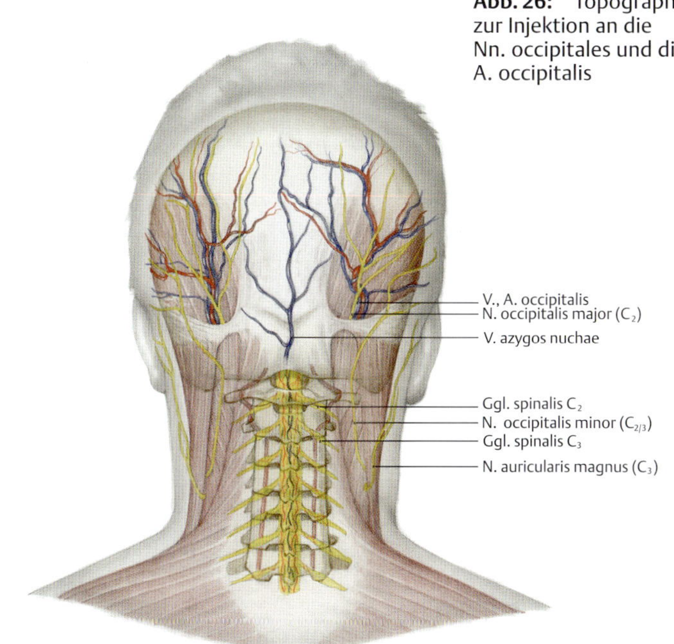

Abb. 26: Topographie zur Injektion an die Nn. occipitales und die A. occipitalis

Injektion in den Bereich des Lymphabflusses des Gesichtsschädels

Indikationen

- Sinusitis
- Tonsillitis
- Mastoiditis
- Otitis media
- entzündliche Erkrankungen des Auges
- Entzündungen des Mundraumes und der Zähne
- bakterielle und virale Entzündungen der Kopf- und Gesichtshaut

Anatomie

Der Lymphabfluss des Gesichtsschädels zeigt im Wesentlichen in Richtung Kieferwinkel, wobei sich die Lymphknoten in ihrer Lage am venösen Abflusssystem orientieren. Der oberflächliche Abfluss erfolgt über die Nodi lymphatici superficiales im Verlauf der Vena jugularis externa, der tiefe Abfluss im Verlauf der V. jugularis interna. Die für die neuraltherapeutische Behandlung einfach zu erreichenden Lymphstationen liegen im Bereich des Kieferwinkels (Nodi lymphatici parotidei profundi) und des Unterkiefers (Nodi lymphatici submandibulares). Hierüber verläuft der Lymphabfluss von den Augen, den Nasennebenhöhlen, den Zähnen, dem Mund-Rachen-Raum, den Tonsillen und der Paukenhöhle.

Injektionstechnik

Tasten des Kieferwinkels. In diesen Bereich wird in ca. 1 cm Tiefe pro Injektion 0,5 ml subkutan infiltriert; weitere subkutane Injektionen erfolgen am vorderen Rand des M. sternocleidomastoideus ebenfalls in ca. 1 – 1,5 cm Tiefe sowie im Bereich des Unterkieferastes vor der A. facialis. Vor jeder Injektion erfolgt die zweifache Aspiration zur Dokumentation der extravasalen Kanülenlage.

Material

5 ml-Spritze
20er-Kanüle
Procain 1 %, pro Injektion 0,5 ml.

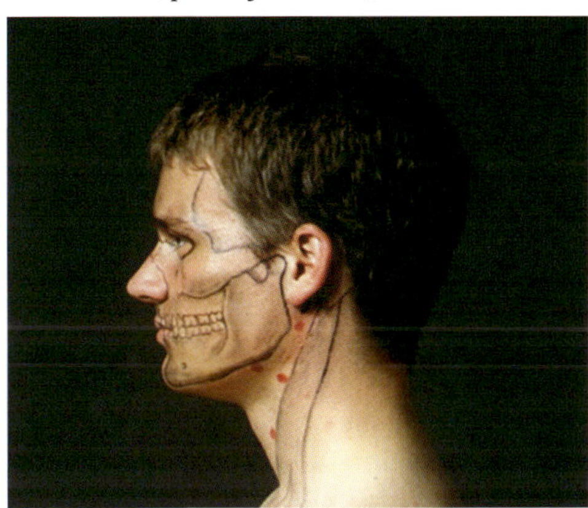

Abb. 27: Injektionspunkte im Bereich des Lymphabflusses des Gesichtsschädels

Abb. 28: Topographie des Lymphabflusses aus dem Gesichtsschädel

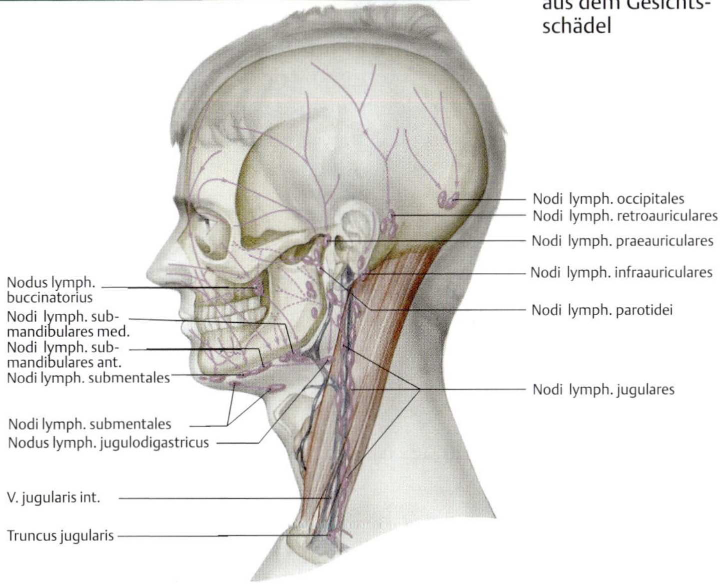

Nodi lymph. occipitales
Nodi lymph. retroauriculares
Nodi lymph. praeauriculares
Nodi lymph. infraauriculares
Nodi lymph. parotidei
Nodi lymph. jugulares
Nodus lymph. buccinatorius
Nodi lymph. submandibulares med.
Nodi lymph. submandibulares ant.
Nodi lymph. submentales
Nodi lymph. submentales
Nodus lymph. jugulodigastricus
V. jugularis int.
Truncus jugularis

Injektion an die Tonsillen

Indikationen

- Chronische und akute Tonsillitis
- rezidivierende Infekte des Nasen-Rachen-Raumes
- Hyperplasie der Tonsillen
- rezidivierende Seitenstrangangina nach Tonsillektomie (Injektion in die Tonsillektomienarben)

Beachte: Tonsillen als Störfeld.

Anatomie

Die Tonsillae palatinae zeigen sich bei der Inspektion des Rachenraumes eingebettet zwischen dem vorderen Arcus palatoglossus und dem hinteren Arcus palatopharyngeus in der Flucht der nach dorsal weitergezogenen Unterkieferzahnreihe als etwa mandelgroßes Gebilde. Die Tonsilla pharyngea liegt am Fornix pharyngis an der hinteren Nasenrachenwand, vom Gaumensegel verdeckt.
Die zum lymphatischen Rachenring (Gaumen-, Rachen-, Zungen-, Tubenmandeln) gehörenden paarigen Tonsillae palatinae werden arteriell versorgt und damit gleichzeitig sympathisch von der A. palatina ascendens aus der A. facialis (Arteria carotis externa). Die sensible Versorgung erfolgt über die Rr. tonsillares des N. glossopharyngeus.
Die Tonsillae palatinae liegen im Versorgungsbereich des Plexus pharyngeus, einem Nervengeflecht, gebildet aus Fasern des N. glossopharyngeus, des N. vagus und des sympathischen Halsgrenzstranges (Ganglion cervicale superius).

Injektionstechnik

Injektion an die Tonsillae palatinae

Inspektion des Rachenraumes bei weit geöffnetem Mund. Der Patient sollte nur durch den Mund atmen, da bei der Nasenatmung die Zunge nach kranial gedrückt wird. Bei stark ausgeleuchtetem Mund-Rachen-Raum (mit Spatel/Laryngoskop) finden sich die Tonsillae palatinae hinter dem Arcus palatoglossus. Mit einem Spatel, der in das Laryngoskop eingeschoben wird, wird die Zunge sehr vorsichtig nach unten weggedrückt. Einstich mit der 6 – 8 cm langen Nadel direkt oberhalb des oberen Mandelpols durch die Basis des Arcus palatoglossus. In 1 – 2 mm Tiefe submukös werden 0,5 ml Procain 1 % infiltriert. Die Injektion erfolgt unter Sicht, um die Vorwölbung der Mukosa beim Injektionsvorgang sehen zu können und damit eine intravasale Nadellage auszuschließen. Ohne eindeutige Sicht beim Injektionsvorgang sollte in jedem Falle aspiriert werden. Anschließend wird dieselbe Injektion in gleicher Weise am unteren Mandelpol durchgeführt.

Injektion an die Tonsilla pharyngea

Sie erfolgt durch das Gaumensegel, ca. 1 cm dorsal der Grenze zwischen hartem und weichem Gaumen, 1 – 2 mm lateral der Mittellinie. Die 6 – 8 cm lange 30 ° nach kranial abgewinkelte Kanüle stößt nach ca. 2 – 3 cm nach Durchtritt durch das weiche Gaumensegel auf das Os sphenoidale in direkter Nähe der Tonsilla pharyngea. Nach negativer Aspiration werden hier 0,5 ml Procain 1 % infiltriert. Bei tonsillektomierten Patienten erfolgt die Injektion bei gleicher Technik in das Narbengewebe nach vorheriger Aspiration.

Injektion an die Keilbeinhöhle

Sie erfolgt in gleicher Weise wie die Injektion an die Tonsilla pharyngea, wobei jedoch die Nadel im Bereich der letzten 3 – 4 cm um 45 ° nach kranial abgebogen werden muss. Die Biegung der Kanüle ist am leichtesten in der flexiblen Plastikumhüllung vorzunehmen. Die Verwendung von kürzeren Nadeln ist risikoreich, da die Kanülen von der Spritze abgleiten können und damit das Risiko der Nadelaspiration oder des Nadelverschluckens besteht.

Material

5 ml-Spritze
6 – 8 cm lange Nadel
Procain 1 %, pro Injektion 0,5 ml.

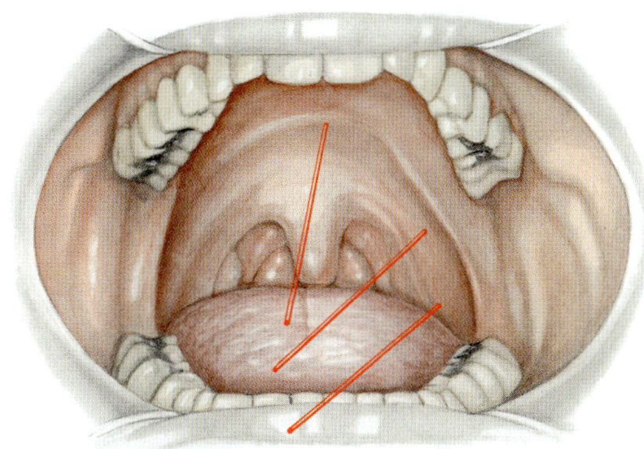

Abb. 29: Injektion an Tonsillae palatinae und Tonsilla pharyngea

Abb. 30: Topographie zur Injektion an die Tonsillen

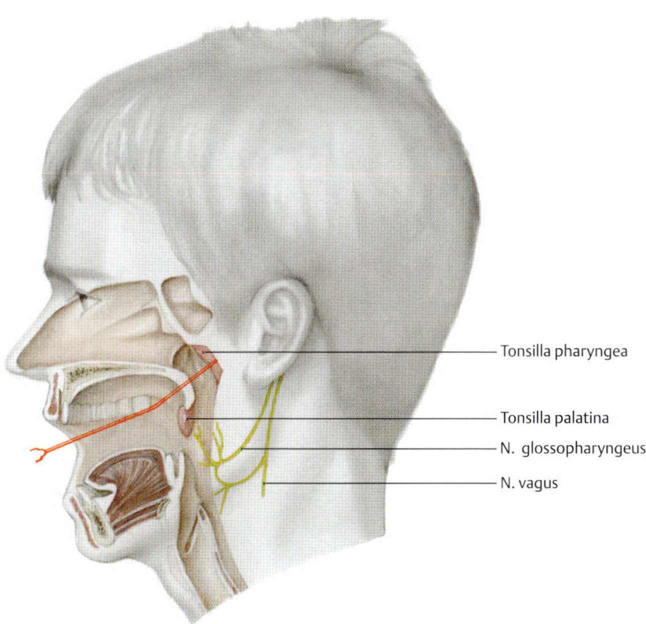

Injektion an die Zähne

Indikationen

- Parodontitis, Parodontose
- unklare Zahnschmerzen oder Zahnbeschwerden (vor allem nach Zahnbehandlungen jeglicher Art)
- Schmerzen bei der Dentition
- unklare Kieferbeschwerden nach Zahnextraktion
- Neuralgien im Versorgungsbereich des N. trigeminus

Beachte: Zahntestung bei Verdacht auf eine dentogene Störfelderkrankung. Hierbei müssen alle auffälligen Zähne sowie die Kieferleerstrecken (Narben) in einer Sitzung getestet werden!
Die Injektion an den N. maxillaris bzw. N. mandibularis zur Umgehung der für den Patienten etwas unangenehmen neuraltherapeutischen Zahntestung hat sich nicht bewährt. Der Grund hierfür liegt in der fehlenden Ausschaltung der vasalen sympathischen Afferenzen.

Anatomie

Der Zahn besteht zum überwiegenden Teil aus dem Zahnbein (Dentinum), welches im sichtbaren Anteil der Mundhöhle vom Zahnschmelz (Enamelum) überzogen ist. Das Zahnbein enthält in der Cavitas dentis die Zahnpulpa, bestehend aus lockerem Bindegewebe, Gefäßen (arteriell, venös, lymphatisch) und Nerven (N. trigeminus, Endformation des Sympathikus), welche für die Durchblutung und Sensibilität des Zahnes zuständig sind. Die Aufhängung des Zahnes im Kieferknochen erfolgt über das Periodont, wobei das Desmodont die bindegewebige, sehr zugkräftige Verbindung zwischen Zahnbein und Alveolarknochen darstellt. Das Desmodont ist an der Durchblutung und sensiblen Versorgung des Periodontes mitbeteiligt. Ein- und Austrittspforte für das Gefäß-Nervenbündel zur Ernährung des Zahnes ist das Foramen apicis dentis. Die sensible Versorgung des Zahnes erfolgt über den N. trigeminus (2. und 3.

Ast), die arterielle Versorgung über die A. mandibularis und A. maxillaris, die sympathische Versorgung über das perivaskuläre Geflecht der gleichen Arterien.

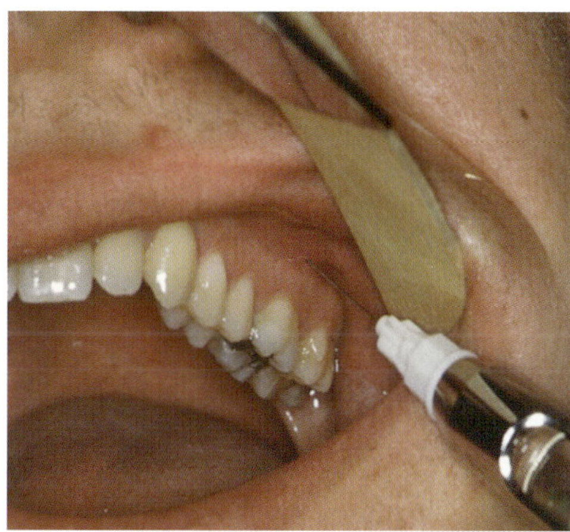

Abb. 31: Injektion an die Zähne von bukkal

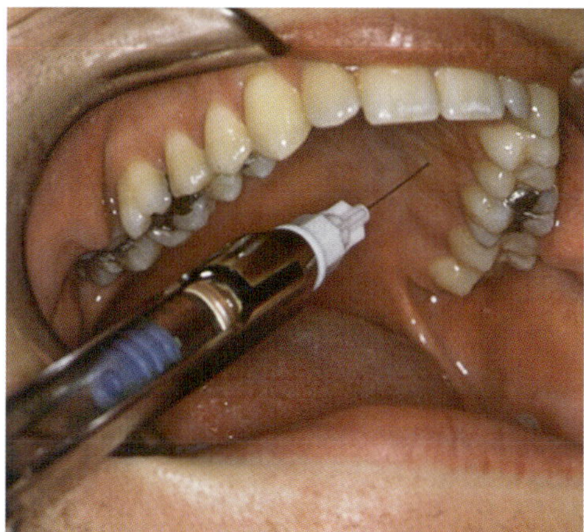

Abb. 32: Injektion an die Zähne von palatinal

Injektionstechnik

Mit der Karpulenspritze mit aufgeschraubter Dentalkanüle werden in Höhe der Wurzel des zu testenden Zahnes von bukkal und palatinal bzw. lingual submukös jeweils 0,1 – 0,2 ml infiltriert. Als dritte Injektion pro Zahn erfolgt die intraligamentäre Injektion, indem die Dentalkanüle vorsichtig am Zahnhals vorbeigleitend zwischen Zahn und Zahnfleisch bis zum Knochenkontakt vorgeschoben wird. Die intraligamentäre Injektion soll sehr langsam erfolgen, so dass beim Injektionsvorgang keine Schmerzen auftreten. Bei der neuraltherapeutischen Störfeldtestung sind alle auffälligen Zähne und Kieferleerstrecken in einer Sitzung zu erfassen. Ein vor der Zahntestung erstelltes Zahnpanorama zeigt röntgenologisch zusätzliche Befunde, die bei der bloßen Mundhöhleninspektion verborgen bleiben (Kieferostitis, Zahnwurzelreste, verlagerte Zähne, Fremdkörper). Neuraltherapeutisch relevant sind verfärbte Zähne, alle bereits zahnärztlich versorgten Zähne (Füllungen, Kronen, Halbkronen, wurzelbehandelte, wurzelspitzenresezierte, Brückenpfeiler), fehlstehende oder fehlbelastete Zähne, Implantate sowie die röntgenologisch pathologischen Befunde des Zahn-Kiefer-Bereiches.
Zur Zahntestung ist viel Zeit und Präzision bei der Injektion notwendig.

Material

Karpulenspritze
Dentalkanülen; Nadeldurchmesser: nicht über 0,3 mm, nicht unter 15 mm Länge
Spatellampe
Procain 2 %.

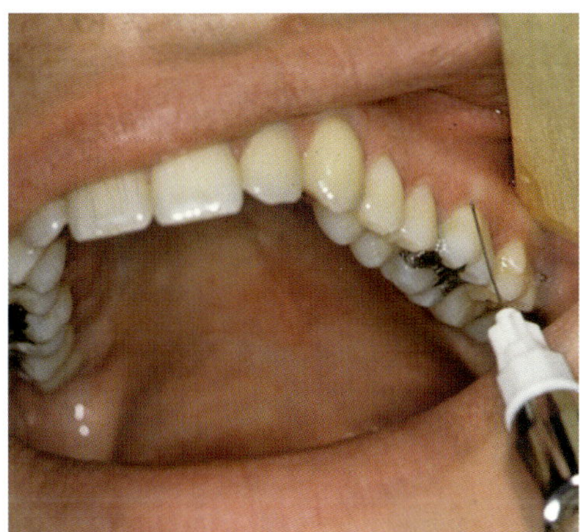

Abb. 33: Intraligamentäre Injektion

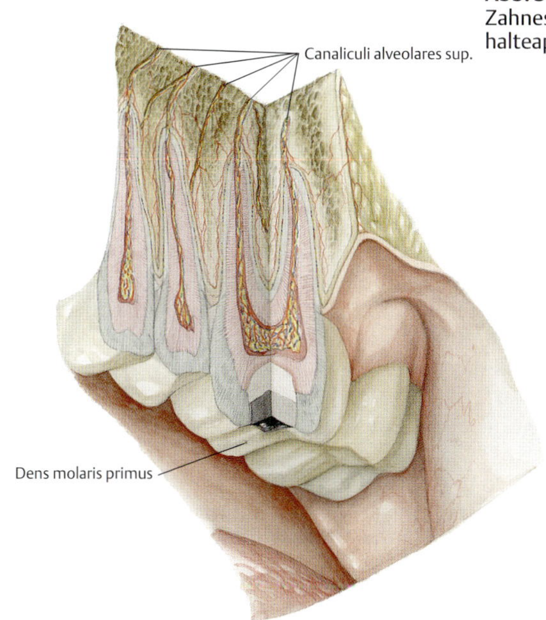

Abb. 34: Anatomie des Zahnes und des Zahnhalteapparates

Injektion in die Schilddrüse

Indikationen

- Manifeste sowie klinische Hyperthyreose
- Hypothyreose
- Struma
- M. Basedow
- Schlafstörungen
- Depressionen
- Angstzustände
- Klimakterium (männlich, weiblich) psychovegetative Symptome
- Kloßgefühl
- Zyklusstörungen
- rezidivierender Abort
- unklares Fieber
- Hyperhidrosis
- Kopfschmerzen bei Stress oder Distress

Beachte: Kontraindikation: Thyreoiditis, Zustand nach Szintigraphie (sechs Wochen)
Beachte: Die Schilddrüse als Störfeld (nach Entzündungen, nach Operationen).

Anatomie

Die Schilddrüse liegt als paariges hormonbildendes Organ beidseits der Trachea in Höhe des 7. Halswirbels und des 1. Brustwirbels. Beide Schilddrüsenlappen sind durch den Isthmus glandulae thyroideae miteinander verbunden. Die Hormonproduktion umfasst Thyroxin, welches eine allgemein stoffwechselsteigernde Wirkung hat und Kalzitonin zur Senkung des Serumkalziumspiegels. Die Gefäßversorgung erfolgt arteriell über die A. thyreoidea superior aus der A. carotis externa und der A. thyreoidea inferior aus dem Truncus thyreocervicalis.
Die nervale vegetative Versorgung erfolgt sympathisch über die periarteriellen Geflechte der A. thyreoidea superior et inferior sowie über das Ganglion cervicale superius, welches sekretorische Fasern für die Schilddrüse liefert. Weitere sympathische Äste zur Schilddrüse stammen aus dem Plexus caroticus communis, ausgehend

vom Ganglion cervicale medium. Über das Ganglion stellatum bestehen sympathische Verbindungen zum Plexus thyreoideus caudalis der Schilddrüse. Die parasympathische Versorgung erfolgt über den Plexus pharyngeus, einem gemischten Nervengeflecht mit Zuleitungen aus dem Sympathikus (Ganglion cervicale superius, N. glossopharyngeus und N. vagus).

Injektionstechnik

Ca. 2 QF oberhalb des Jugulums bei dorsal flektierter HWS tastet man die Schilddrüsenlappen beidseits der Trachea. Ca. 2 cm lateral der Medianen erfolgt der Einstich der 20er-Kanüle in sagittaler Richtung 1 – 1,5 cm tief. Nach negativer Aspiration wird 1 ml Procain pro Schilddrüsenlappen langsam infiltriert. Bei vergrößertem Isthmus wird auch dieser mit 0,5 ml infiltriert.

Material

5 ml-Spritze
20er-Kanüle
Procain 1 %, pro Injektion 1 ml.

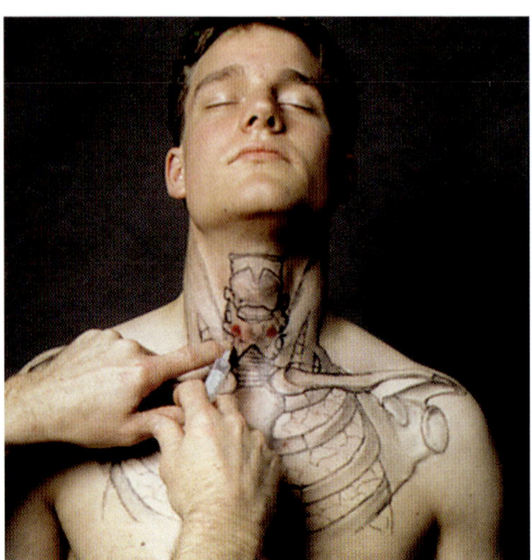

Abb. 35: Injektion in die Schilddrüse

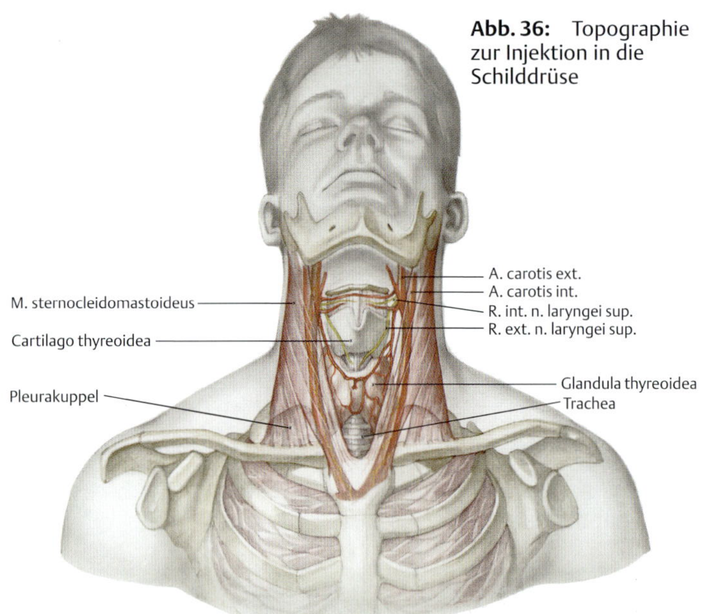

Abb. 36: Topographie zur Injektion in die Schilddrüse

Injektion an den N. laryngeus superior

Indikationen

- Chronische Heiserkeit
- Kloßgefühl
- chronische Laryngitis
- Neuritis des N. laryngeus superior
- Tumorschmerzen des Kehlkopfes

Anatomie

Der N. laryngeus superior stammt aus dem N. vagus. Er teilt sich nach Aufnahme sympathischer Fasern aus dem Ganglion cervicale superius zur Innervation des Kehlkopfes in 2 Äste:

- R. externus: Innervation des M. cricothyreoideus (alle übrigen Kehlkopfmuskeln werden vom N. laryngeus recurrens versorgt).
- R. internus: sensible Innervation der Schleimhaut des Kehlkopfes.

Der R. internus umfasst darüber hinaus Geschmacksfasern für den Epiglottisbereich sowie parasympathische Fasern für die Schleimhautdrüsen. Am Eintritt des N. laryngeus superior rami interni findet sich gleichzeitig die A. laryngea superior, deren sympathisches perivasales Geflecht die Schleimhaut des Kehlkopfes versorgt.

Injektionstechnik

Tasten des lateralen Oberrandes des Schildknorpels. Zwischen Zungenbein und Schildknorpel liegt der N. laryngeus superior im subkutanen Gewebe, bevor der wesentlichere R. internus in den Kehlkopf eintritt. Hier wird mit der 20er-Nadel subkutan 1 ml Procain infiltriert und durch leichte Massage verteilt. Wiederholung der Injektion auf der Gegenseite.

Material

5 ml-Spritze
20er-Kanüle
Procain 1 %, pro Injektion 1 ml.

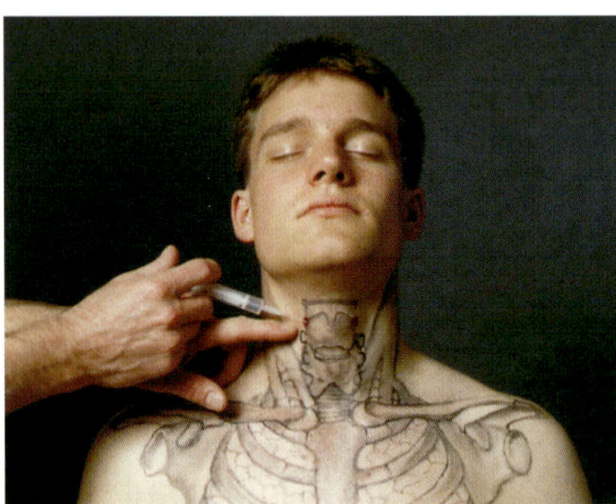

Abb. 37: Injektion an den N. laryngeus sup.

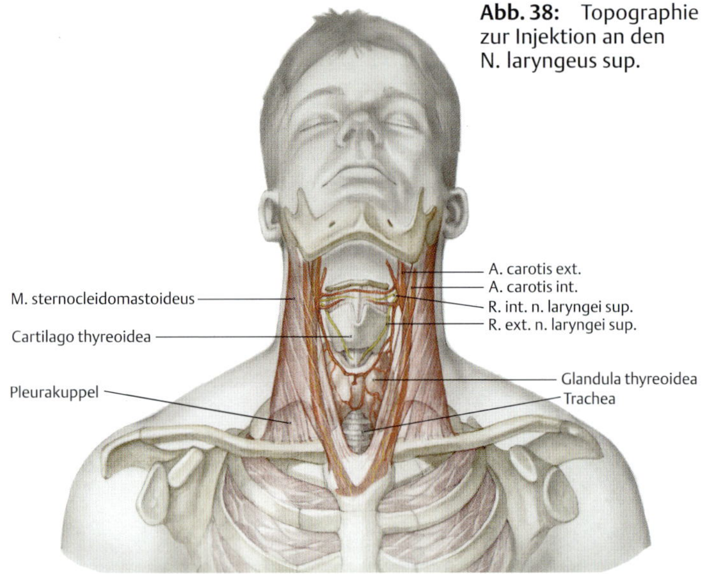

Abb. 38: Topographie zur Injektion an den N. laryngeus sup.

Injektion an das Ganglion stellatum (Ganglion cervicothoracicum)

Die Injektion an das Ganglion stellatum zählt mit zu den wichtigsten Injektionen in der Neuraltherapie.
Der Sympathikus nimmt von dieser Stelle aus eine weitläufige nervale Verbindung zur gesamten oberen Körperhälfte auf.
Über das Ganglion stellatum sowie indirekt über das Ganglion cervicale superius bestehen Verbindungen zu den Hirnnerven N. vagus, N. glossopharyngeus, N. hypoglossus und dem Spinalnerv N. phrenicus. Der überwiegende Teil der Störfelder befindet sich im Bereich des Kopfes, so dass indirekt über die Injektion an das Ganglion stellatum eine Beeinflussung des Störfeldes im Kopfbereich möglich wird.
Die Indikation zur Injektion an das Ganglion stellatum betreffen demzufolge primär Erkrankungen des Kopfes, des Halses, der oberen Extremität sowie des Brustraumes.

Indikationen

Erkrankung des Kopfes und seiner Organe	Erkrankung des Halses und seiner Organe	Erkrankung des Schultergürtels und der oberen Extremität	Erkrankung des Thorax und seiner Organe
zerebrale Durchblutungsstörungen	schmerzhaft degenerative Erkrankungen der HWS und der Halsmuskulatur	Schulter-Arm-Syndrom	chronisch degenerative Erkrankungen der Brustwirbelsegmente Th1 – Th6
apoplektischer Insult (frisch, alt)	Neuralgien im Versorgungsbereich der HWS (Plexus cervicalis)	Brachyalgia paraesthetica nocturna	bakterielle, virale und unspezifische Pleuritis

Erkrankung des Kopfes und seiner Organe	Erkrankung des Halses und seiner Organe	Erkrankung des Schultergürtels und der oberen Extremität	Erkrankung des Thorax und seiner Organe
chronisch rezidivierende oder persistierende Kopfschmerzen	HWS-Schleudertrauma	Periarthritis humeroscapularis	Pneumonie
zerebraler Schwindel	Thyreoiditis	Wurzelreizungen zwischen C5 und Th6	Lungenemphysem mit Dyspnoe
Schädel-Hirn-Trauma 1. bis 4. Grades	vertebraler Schwindel	degenerativ entzündliche Erkrankungen der Gelenke des Schultergürtels sowie der oberen Extremität	Asthma bronchiale
posttraumatische Beschwerden des Kopfes inkl. Anfallsleiden	postoperative Schwellungen	Plexusneuralgien und Neuritiden des Plexus brachialis	chronische Bronchitis
postoperative Beschwerden inkl. Ödembildung	Versuch bei Tracheomalazie	traumatische Plexusläsionen	interstitielles Ödem („Weiße Lunge“)
bakterielle und virale Erkrankungen des Hirn- und Gesichtsschädels	bakterielle und virale Entzündungen der Larynx, der Trachea, der Pharynx	chronische Ansatztendopathien der Muskulatur des Schultergürtels und des Armes	Lungenembolie (Stellatum-Infiltration beidseits im Abstand von 30 Minuten)

Erkrankung des Kopfes und seiner Organe	Erkrankung des Halses und seiner Organe	Erkrankung des Schultergürtels und der oberen Extremität	Erkrankung des Thorax und seiner Organe
Tumorschmerzen des Kopfes, Neuritiden und Neuralgien der Hirnnerven z.B. N. trigeminus	Schmerzen bei Tumorerkrankungen des Halses	chronische Tendovaginitiden	Versuch bei chronischem Husten unklarer Genese
arterielle und venöse Durchblutungsstörungen des Auges		arterielle Durchblutungsstörungen der oberen Extremität, M. Raynaud, Arteriitis nodosa, Arteriitis obliterans	Schmerzen bei inoperablen Tumorerkrankungen
bakterielle, virale sowie unspezifische Entzündungen des Auges und der Augenhöhle		Lymphödem der oberen Extremität auch nach Lymphknotenausräumung	Angina pectoris
arterielle Durchblutungsstörungen des Ohres und des Gleichgewichtsorganes z.B. Hörsturz, otogener Schwindel, Tinnitus, Ménière-Krankheit		Tumorschmerzen des Schultergürtels und der oberen Extremität	Asthma cardiale

Erkrankung des Kopfes und seiner Organe	Erkrankung des Halses und seiner Organe	Erkrankung des Schultergürtels und der oberen Extremität	Erkrankung des Thorax und seiner Organe
Versuch bei chronisch rezidivierenden Otitiden		M. Sudeck	als Zusatztherapie bei bakterieller oder viraler Herzerkrankung
Erkrankungen der Nase, der Nasennebenhöhlen, des Mundraumes bei Scheitern der lokalen Behandlung			kompensierte Herzinsuffizienz
			paroxysmale Tachykardie
			als zusätzliche Therapie bei Mediastinitis

Anatomie

Das Ganglion stellatum liegt als ein 1 – 3 cm längliches Gebilde auf dem M. longus colli in Höhe des Querfortsatzes C7 und dem 1. Rippenköpfchen hinter dem Anfangsteil der A. subclavia. Es besteht aus dem letzten zervikalen (C8) und dem ersten thorakalen Ganglion (Th1). Der efferente präganglionäre sympathische Zustrom erfolgt aus den Spinalsegmenten C8 – Th6. Als Schaltstelle vom 1. auf das 2. Neuron gehen vom Ganglion stellatum Zweige zum N. phrenicus, zum N. vagus und N. laryngeus recurrens sowie als R. vasculares zur A. subclavia und ihren weiteren Ästen. Von diesen R. vasculares ausgehend bilden sich Geflechte für die A. subclavia, A. thyreoidea inferior, A. vertebralis und die A. thoracica interna. Weitere Nervenabgänge aus dem Ganglion stellatum (unabhängig vom Gefäßverlauf) sind die R. viscerales in Form des N. cardiacus inferior, der zum Plexus cardiacus zieht, sowie kleine Äste für die sympathische Versorgung der Schilddrüse und der Nebenschilddrüse. Über den Plexus cardiacus besteht eine direkte Verbindung zu den parasympathischen Fasern, die der N. vagus zu diesem Plexus abgibt.

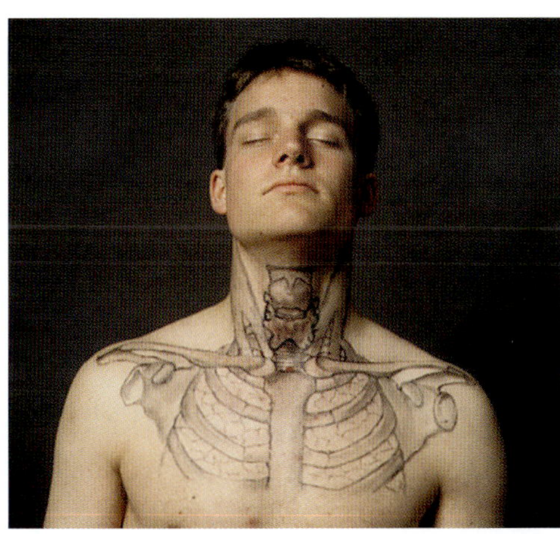

Abb. 39: Vordere Halsansicht mit tastbaren Strukturen zur Injektion ans Ggl. stellatum

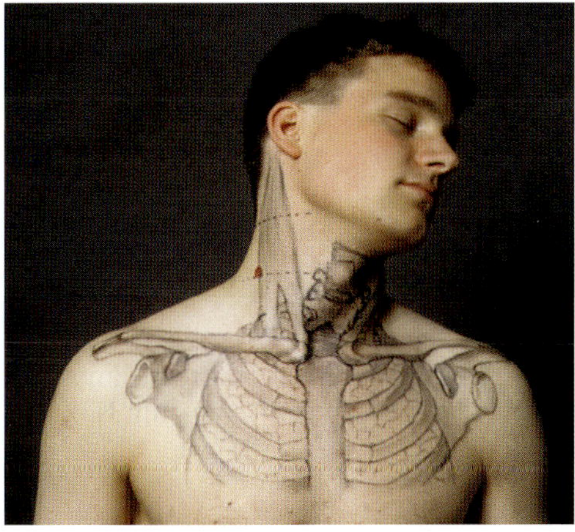

Abb. 40: Stellung der Kopf-Hals-Partie vor Injektion an das Ggl. stellatum

Injektionstechnik

Die hier zu beschreibende Injektionstechnik, die auf Leriche und De Seze zurückgeht, wurde von Dosch weiter vereinfacht und stellt im Vergleich zu anderen Techniken das geringste Risiko dar.

- Die Injektion wird im Sitzen oder im Liegen durchgeführt, wobei der Kopf abgestützt sein muss. Der Therapeut steht auf der Seite, von der aus die Injektion erfolgt. Der Kopf des Patienten wird zur Gegenseite gedreht und leicht rekliniert, wobei die ventrale Halsmuskulatur entspannt bleiben muss.
- Je nach Halslänge ca. 2 QF oberhalb der Klavikula hinter dem M. sternocleidomastoideus, der nach medial weggedrängt wird, tastet man den Querfortsatz von C6 bei kurzem Hals und von C7 bei langem Hals. Dabei wird mit dem tastenden Finger der M. sternocleidomastoideus und die dahinter verlaufende A. carotis communis und die V. jugularis interna mit weggedrängt.
- Der tastende Finger bleibt während der ganzen Injektionszeit auf dem Querfortsatz stehen!
  Unmittelbar oberhalb des tastenden Fingers erfolgt der Einstich der 12erKanüle, die ca. 30° konvergiert auf den Querfortsatz vorgeschoben wird.
- Die Einstichtiefe sollte 1 bis max. 1,5 cm nicht überschreiten, die Nadel soll leichten knöchernen Kontakt zum Querfortsatz behalten.
  Es erfolgt die erste Aspiration, Drehung der Nadel um 180° mit weiterer Aspiration.
- Wird weder Blut noch Liquor aspiriert, erfolgt die langsame Infiltration zunächst von 0,2 – 0,4 ml Procain 1 %. Gibt der Patient keine Beschwerden an (Schmerzen, Blitzen der Augen, Schwindel) werden weitere 2 ml Procain 1 % langsam infiltriert.
  Der sitzende Patient bleibt nach Entfernen der Kanüle noch einige Minuten sitzen, der liegende soll sich aufsetzen, damit das Procain weiter nach kaudal fließt.
  In der Regel zeigt nach ca. 5 Minuten der Horner-Symptomenkomplex (Myosis, Ptosis, Enophthalmus) die korrekte Injektion an.
- Der stehengelassene tastende Finger verhindert während der Injektion die Verletzung der Pleura sowie die versehentliche intraarterielle Injektion (A. carotis).

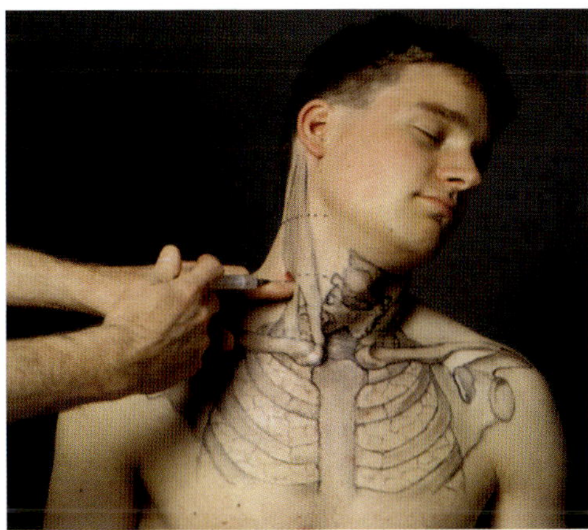

Abb. 41: Injektion an das Ggl. stellatum

Die doppelte Aspiration sichert rückkoppelnd die extravasale sowie extrathekale Nadellage. Der Knochenkontakt zum Querfortsatz des 6. bzw. des 7. Halswirbels verhindert sicher eine versehentliche Lageveränderung der Nadel.

Risiken bei Nichtbeachten der beschriebenen Injektionstechnik:

- intraarterielle Injektion (A. carotis communis) mit zentraltoxischer Reaktion (siehe allgemeine Intoxikationen)
- intrathekale Injektion (hohe Spinalanästhesie)
- Pleuraverletzung mit Auftreten eines Pneumothorax.

Nebenwirkungen:

- geringe Kreislaufdepression initial sowie leichte Pulsverlangsamung
- leichter Schwindel
- Völlegefühl der seitengleichen Nasenhälfte (Guttmann-Zeichen)
- Horner-Symptomenkomplex (Ptosis, Myosis, Enophthalmus)
- vermehrte Gefäßzeichnung der Skleren

- Wärmegefühl der seitengleichen Kopfhälfte, der oberen Extremität und des Brustraumes.

- Auf die Beschreibung weiterer Techniken zur Injektion an das Ganglion stellatum wird verzichtet, da diese Techniken schwieriger, für den Patienten teilweise unangenehmer und risikoreicher sind. Neben der Kontrolle der korrekten Durchführung der Injektion über den Horner-Symptomenkomplex ist die Beobachtung des zu behandelnden Beschwerdebildes nach der Injektion an das Ganglion stellatum äußerst wichtig.
- Fehlt der „Horner" und tritt keine Veränderung des Beschwerdebildes auf (auch nicht für die Anästhesiezeit des Procains), hat das Procain das Ganglion stellatum nicht erreicht. Die Injektion sollte einige Tage später wiederholt werden.
- Kommt es nicht zum „Horner", die zu behandelnden Beschwerden waren jedoch über die Anästhesiezeit des Procains gebessert oder aufgehoben, ist die Wiederholung der Injektion therapeutisch angezeigt.
- Tritt eine zeitlich verlängerte Beschwerdearmut oder Beschwerdefreiheit auf, ist die Wiederholung der Injektion an das Ganglion stellatum bis zum vollständigen Abklingen des Beschwerdekomplexes indiziert.
- Das gleiche Vorgehen gilt bei Auftreten des „Horner" mit Besserung oder Sistieren des Beschwerdebildes.
- Kommt es zum „Horner" ohne Änderung des zu behandelnden Beschwerdebildes über die Anästhesiezeit hinaus, sind weitere Injektionen an das Ganglion stellatum therapeutisch nicht angezeigt.
- Das Gleiche gilt für eine vorübergehende Verschlimmerung des zu behandelnden Beschwerdebildes, welches sich nach Abklingen der vermehrten Beschwerden nur auf den „Ausgangswert" zurückbildet. Bei diesen Patienten ist das Vorliegen einer Störfelderkrankung sehr wahrscheinlich.

Material

5 ml-Spritze
12er-Kanüle
Procain 1 %, pro Injektion 2 – 3 ml.

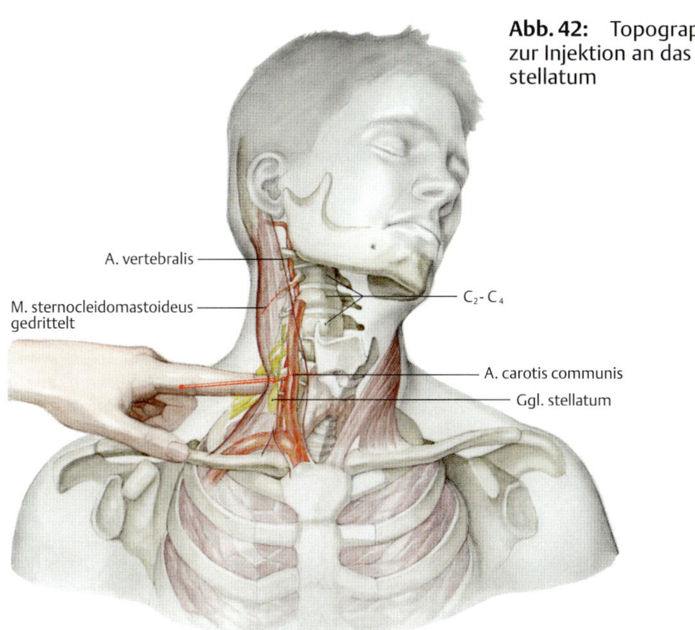

Abb. 42: Topographie zur Injektion an das Ggl. stellatum

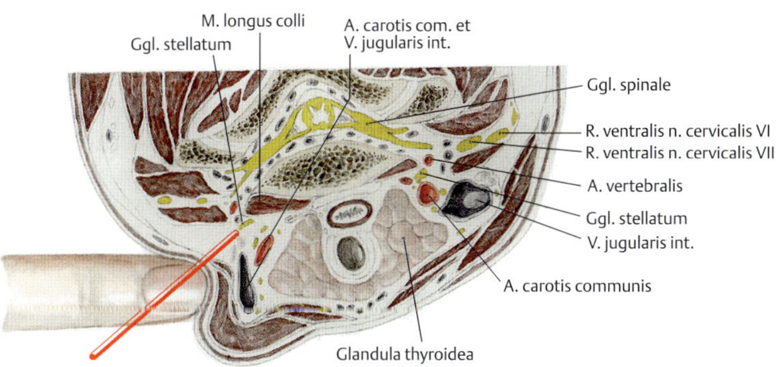

Abb. 43: Topographie zur Injektion an das Ggl. stellatum, Transversalschnitt in Höhe C7

Injektion an das Ganglion cervicale superius

Indikationen

- Chronische Kopfschmerzen
- zerebrale Durchblutungsstörungen
- postapoplektische Symptome
- Vertigo
- posttraumatische Hirnleistungsstörungen (Depressionen)
- Tinnitus
- Ménière-Erkrankung
- Versuch bei Schwerhörigkeit
- Versuch bei Ozäna
- chronische Nebenhöhlenentzündungen
- allergische Disposition
- polyvalente Allergien mit Nebenhöhlenerkrankungen
- chronisch entzündliche Erkrankungen der Augen, der Ohren und des Rachenraumes

Anatomie

Die isolierte Injektion eines Lokalanästhetikums an das Ganglion cervicale superius ist aufgrund der sehr dichten Lage zu weiteren nervalen Strukturen sowie deren interganglionäre direkte Verbindung in der Praxis nicht durchführbar.

Das Ganglion cervicale superius als proximales Grenzstrangganglion des Halses liegt vor dem 2. bis 4. Halswirbelquerfortsatz auf dem M. longus capitis, mediodorsal der A. carotis interna und des N. vagus. Die präganglionären Fasern von C8 bis Th6 aus den entsprechenden sympathischen Kerngebieten des Rückenmarks werden in diesem Ganglion auf das zweite Neuron umgeschaltet und versorgen im Wesentlichen den Kopf, das Gefäßsystem des Gehirnes, den Hals bis C4, die Halsorgane sowie das Herz. Der Verlauf der postganglionären Fasern erfolgt zum einen mit den Spinalnerven (C1 – C4) und Gefäßen (A. carotis interna, A. carotis externa) bis zu den Erfolgsorganen, zum anderen als N. cardiacus superior frei zum Truncus brachiocephalicus rechts und der A. carotis communis links verlaufend, um mit diesen Gefäßen zum Plexus cardiacus zu gelangen.

Von Bedeutung sind die Verbindungen zum N. hypoglossus und die direkten sympathischen Verbindungen zum N. vagus.

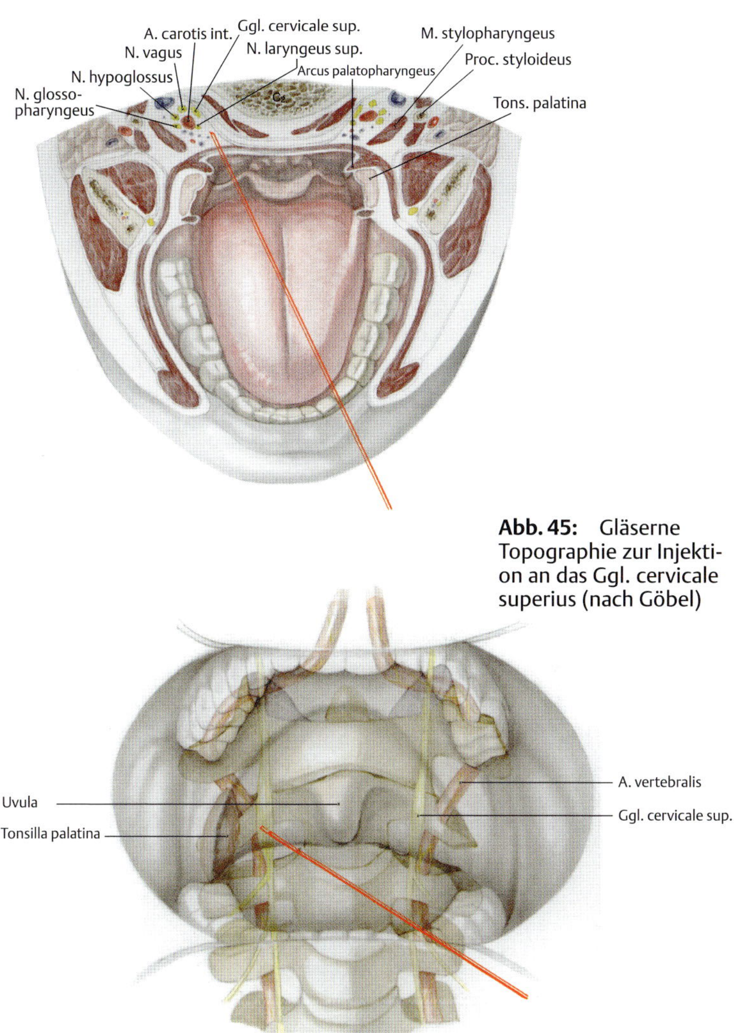

Abb. 44: Topographie zur Injektion an das Ggl. cervicale superius

Abb. 45: Gläserne Topographie zur Injektion an das Ggl. cervicale superius (nach Göbel)

Injektionstechnik

Technik nach *Orsoni* (restrostyloidale Infiltration)

Tasten des Processus styloideus zwischen hinterem Unterkieferrand und vorderem Mastoidrand. Einstich der 6 cm langen Nadel am Schnittpunkt der Linie des Vorderrandes des Mastoides mit dem Mandibulaunterrand bei geschlossenem Mund. In ca. 3 – 4 cm Tiefe trifft die Nadel auf den Querfortsatz von C2. Nach leichtem Zurückziehen der Nadel wird diese noch 1cm unmittelbar ventral des Querfortsatzes weiter vorgeschoben. Die Nadelspitze liegt jetzt vor dem M. longus capitis und hinter dem Gefäßnervenbündel (A. carotis interna, V. jugularis interna, N. vagus, N. glossopharyngeus, Ganglion cervicale superius, N. hypoglossus) im Spatium retropharyngeum. Es erfolgt die zweimalige Aspiration mit Drehung der Nadel um 180°. Wird weder Blut noch Liquor aspiriert, werden zunächst 0,2 – 0,5 ml Procain 1 % infiltriert; treten weder Schmerzen noch Blitzen in den Augen auf, werden langsam weitere 3 – 4 ml Procain infiltriert und die Nadel entfernt.

Technik nach *Göbel*

Bei weit geöffnetem Mund und leichtem Herunterdrücken der Zunge mit dem Spatel Darstellen der Rachenhinterwand. Die Verbindungslinie des oberen und unteren Pols der beiden Rachenmandeln gibt die Lage des zweiten Halswirbelkörpers an, dessen Querfortsätze in gleicher horizontaler Ebene liegen. Der Einstichpunkt liegt ca. 0,5 cm vom medialen Tonsillenrand in Höhe der Tonsillenmitte. Die 8 cm lange Kanüle wird schräg nach lateral, ca. im Winkel von 20° am Wirbelkörper C2 vorbeigleitend, ca. 1,5 cm tief eingeschoben. Die Kanülenspitze liegt jetzt im Spatium retropharyngeum unmittelbar vor dem Gefäßnervenbündel, direkt in Höhe des Ganglion cervicale superius. Das proximale Ende der Nadel liegt in Höhe des 3. bis 4. Zahnes der Unterkiefergegenseite. Nach zweimaliger Aspiration mit Drehung der Nadel um 180° werden bei negativer Ansaugprobe zunächst 0,2 – 0,4 ml Procain 1 % infiltriert. Gibt der Patient keine Beschwerden an, werden langsam 2 ml Procain injiziert und die Nadel entfernt. Die intrathekale Nadellage ist bei dieser Injektionstechnik nicht möglich.

Beachte: Die Injektion an das Ganglion cervicale superius sollte pro Tag nur einseitig vorgenommen werden. Bei beidseitiger Injektion ist neben einer beidseitigen Rekurrensparese mit erheblicher Atemnot und mit starker Kreislaufdysregulation zu rechnen.

Material

Technik nach *Orsoni:*
5 ml-Spritze
6 cm lange Nadel
Procain 1 %, pro Injektion 3 – 5 ml
Technik nach *Göbel:*
5 ml-Spritze
8 cm lange Nadel
Procain 1 %, pro Injektion 2 ml

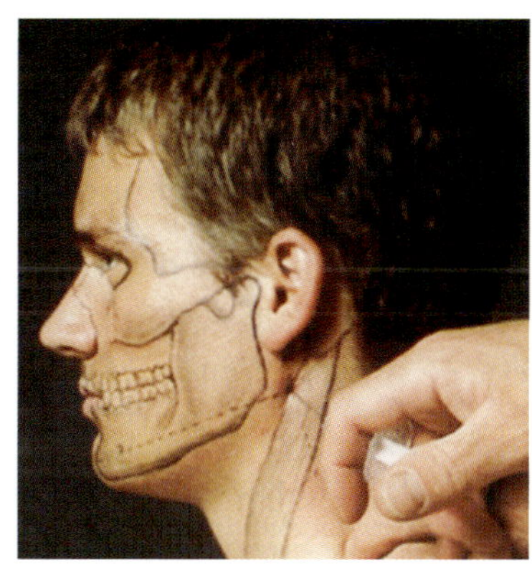

Abb. 46: Injektion an das Ggl. cervicale superius li (retrostyloidaler Raum) (Technik nach *Orsoni*)

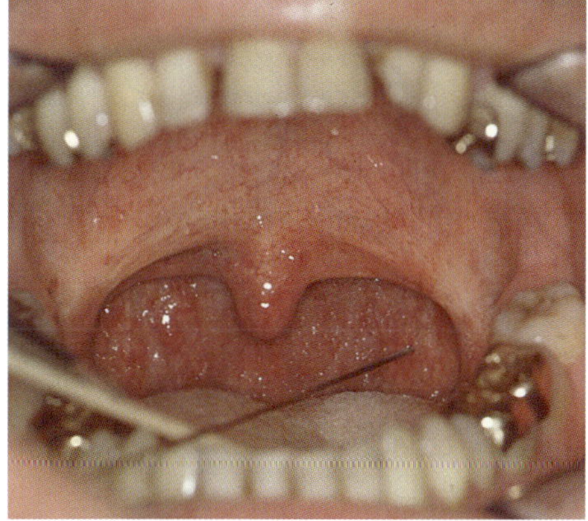

Abb. 47: Injektion an das Ggl. cervicale superius (Technik nach *Göbel*)

Injektion an die N. accessorius, N. auricularis magnus, N. transversus colli und N. occipitalis minor (Punctum nervosum)

Indikationen

- Neuralgie des N. auricularis magnus, N. transversus colli (Ansa cervicalis nervi facialis), N. occipitalis minor;
- unklare Schmerzen im Bereich des Ohres, des Kieferwinkels, des lateralen Hinterhauptes,
- Torticollis spasticus

Anatomie

Der Einstichpunkt liegt am Hinterrand des M. sternocleidomastoideus auf halber Strecke. Die Zervikalnerven der Segmente C2 und C3 und der N. accessorius breiten sich von diesem Punkt in die weitere Peripherie aus. Ein Teil der Faserbündel des N. accessorius (R. internus) schließt sich dem N. vagus an und verteilt sich weiter über die R. pharyngei, R. laryngei und R. cardiaci. Der R. externus des N. accessorius entsteht aus dem spinalen Kerngebiet dieses Hirnnerven, ist rein motorisch und versorgt den wesentlichen Anteil des M. sternocleidomastoideus und den mittleren und unteren Anteil des M. trapezius. Der obere Anteil des M. trapezius wird zusätzlich aus den Zervikalsegmenten C3 und C4 versorgt. Die Nn. auricularis magnus (C3), occipitalis minor (C2 und C3), transversus colli (C2 und C3) versorgen sensibel die Haut der Kinnregion, des Halses, des Ohres sowie der Hals- und Schulterregion. Die Spinalnerven aus dem Plexus cervicalis (C1 bis C4) erhalten, wie alle übrigen Spinalnerven auch, markarme und marklose Fasern aus dem Halsgrenzstrang.

Injektionstechnik

Tasten des Hinterrandes des M. sternocleidomastoideus. Der Einstich liegt in Höhe der Muskelhalbierenden. In 1 – 1,5 cm Tiefe wer-

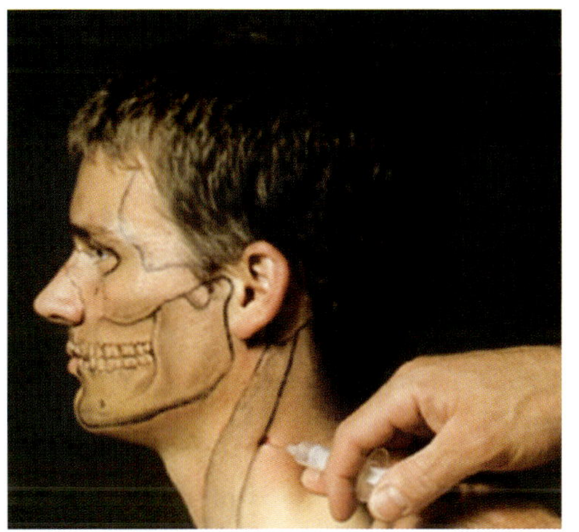

Abb. 48: Einstichpunkt (Punctum nervosum)

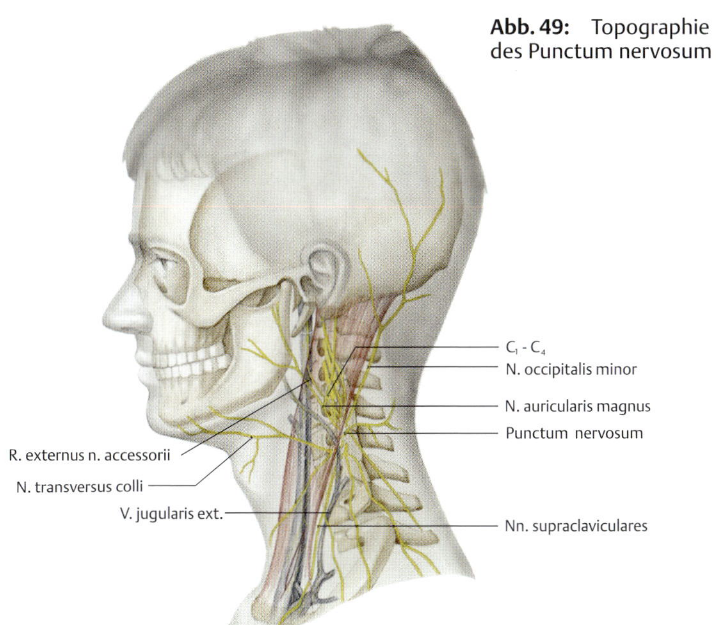

Abb. 49: Topographie des Punctum nervosum

den nach zweimaliger Aspiration 2–3 ml Procain infiltriert. Ein Wärmegefühl der lateralen Halsregion, Hyp- bis Anästhesie der Haut und Entspannung des M. sternocleidomastoideus sowie des M. trapezius zeigen die korrekte Injektion an.

Material

5 ml-Spritze
20er-Kanüle
Procain 1 %, pro Injektion 2 – 3 ml.

Injektionen im Bereich der Wirbelsäule

Hinweise zur Diagnostik

Jede Injektion eines Lokalanästhetikums an eine anatomisch definierte Struktur bekommt nur dann einen therapeutischen Gehalt, wenn sie gleichzeitig den Sympathikus erreicht. Andernfalls wäre das Ergebnis nur eine vorübergehende lokale Anästhesie oder Muskellähmung.
Das spinale Nervensystem ist segmental gegliedert und umfasst acht Zervikalsegmente, zwölf Thorakalsegmente, fünf Lumbalsegmente, fünf Sakralsegmente und ein Kokzygealsegment.
Das sympathische Nervensystem hat seine Wurzelgebiete im Bereich der Segmente C8 bis L2, ist jedoch in seiner weiteren peripheren Verbreitung nicht streng segmental gegliedert. Nach dem Divergenzprinzip versorgt ein sympathisches Kerngebiet mehrere spinale Segmente. Neuraltherapeutisch relevant ist die Verteilung des Sympathikus in der Peripherie. Sympathische Nerven, und zwar sowohl die Efferenzen wie auch die Afferenzen, verlaufen zusammen mit den Spinalnerven und den Gefäßen, um in ihr Versorgungsgebiet zu gelangen. Dies erklärt, warum jede Gewebestruktur mit spinaler Innervation und arterieller Versorgung immer auch eine sympathische Innervation aufweist. Das Gefäß oder der Spinalnerv, wie auch alle anderen Gewebestrukturen, werden unter neuralthera-

peutischem Aspekt lediglich aufgesucht, um den Sympathikus zu erreichen.
Die Afferenzen des Sympathikus verlaufen – genau wie die übrigen Afferenzen über die Hinterwurzel dem Rückenmark zu. Die Nervenzellen hierzu liegen in den Spinalganglien. Zur Existenz von Reflexbögen auf spinaler Ebene bedarf es der synaptischen Verbindung zwischen afferentem und efferentem Neuron, und zwar in Form der monosynaptischen (direkten) als auch polysynaptischen (indirekten) Reflexe über Schaltneurone, unabhängig von der Zugehörigkeit zum somatischen oder viszeralen Nervensystem. Dies wird über Interneurone vorgenommen, die sowohl intrasegmental als auch intersegmental, d.h. über mehrere Segmentetagen hinweg, die über die Afferenzen eintreffenden Impulse weiterleiten. Hierzu gehören u.a. die Schaltzellen, die Assoziationszellen sowie die Kommissurenzellen. Auf diesem Wege sind die bekannten viszeroviszeralen, viszerosomatischen und somato-viszeralen Reflexe zu verstehen, also z.B. Hyperästhesien der Haut wie Hypertonie der entsprechenden segmental versorgten Muskulatur bei Erkrankungen des Intestinums. Die klinisch gewonnenen Erfahrungen von Mackenzie und Head mögen als Beleg dieser Zusammenhänge dienen.

Hinweise auf Indikationen:

- Orthopädische:
  Die Behandlung der Wirbelsäule, der Gelenke, des Bandapparates sowie der Muskulatur ist über den Sympathikus möglich.
- Erkrankungen der Extremitäten werden mit ihren Gelenken, Band-Kapsel-Strukturen, den Gefäßen, den Nerven und der Muskulatur neuraltherapeutisch erreichbar.
- Internistische Erkrankungen des Brust- und Bauchraumes sowie gynäkologische, urologische bzw. andrologische Erkrankungen können über die entsprechenden Segmente behandelt werden. Hierzu dienen die klinisch fassbaren somatischen Veränderungen der Haut, der Muskulatur, der Wirbelsäulenfunktion, die reflektorisch über die Reizungen des afferenten Sympathikus entstehen, bedingt durch die Organerkrankungen.

Hinweise zur Therapie

Die neuraltherapeutische Behandlung der Wirelsäule und der reflektorisch ablaufenden Erkrankung besteht in der gezielten Infiltration eines Lokalanästhetikums in und an das erkrankte Segment. Zu Beginn wird eine Quaddelserie beidseits des Wirbelsäulenabschnitts angelegt im Abstand von 3 – 4 cm lateral der Dornfortsatzlinie sowie über der Dornfortsatzreihe selbst. Gelosen der Subkutis können gut ertastet und mit dem Lokalanästhetikum infiltriert werden. Die Paravertebralmuskulatur weist bei subtiler Palpation hypertone, strangförmige und druckdolente Areale auf, die ebenfalls am Ort des maximalen Druckschmerzes mit wenigen Teilstrichen des Lokalanästhetikums infiltriert werden. Die Infiltration der Band- und Kapselstrukturen wird im Folgenden detailliert besprochen, wie auch die Injektion an die Spinalnerven und den sympathischen Grenzstrang, da die Technik hierzu etwas komplizierter ist.
Grundsätzliches Ziel der Behandlung ist, über die Reiztherapie einer Quaddelserie die jeweils irritierte Gewebestruktur auf reflektorischem Wege und dennoch präzise mit geringen Mengen des Lokalanästhetikums zu erreichen, um „vor Ort“ die über die Reizung des Sympathikus laufende Störung der Gewebeperfusion zu beheben.

Injektion an die Halswirbelsäule

Indikationen

- Schmerzhafte Bewegungseinschränkungen der HWS nach Trauma
- pseudoradikuläre Beschwerden der oberen Extremität und des Schultergürtels
- Wurzelreizungen des Plexus cervicalis und Plexus brachialis
- Myotendinosen, Periarthropathie der oberen Extremität
- Spondylodiszitis

Anatomie

Die aus sieben Wirbeln bestehende Halswirbelsäule bildet die knöcherne Grundlage für die Verbindung des Kopfes mit dem Rumpf. Sie gewährleistet neben dieser statischen Funktion die Bewegungen des Kopfes in drei Ebenen, bestehend aus der Beugung, der Drehung und der Seitneigung. Um einen störungsfreien Ablauf dieser Funktionen zu gewährleisten, bedarf es eines ungestörten Zusammenspiels des Kapsel-Band-Apparates sowie der Muskulatur. Die statische wie dynamische Funktion der Halswirbelsäule wird in erster Linie auf afferent-efferentem Wege über das Spinalnervensystem gesteuert. Die ungestörte Funktion ist an die störungsfreie, bedarfsgerechte Mikrozirkulation der einzelnen Gewebeanteile der Halswirbelsäule gebunden, die wiederum in direkter Abhängigkeit zur ungestörten Sympathikusfunktion steht.

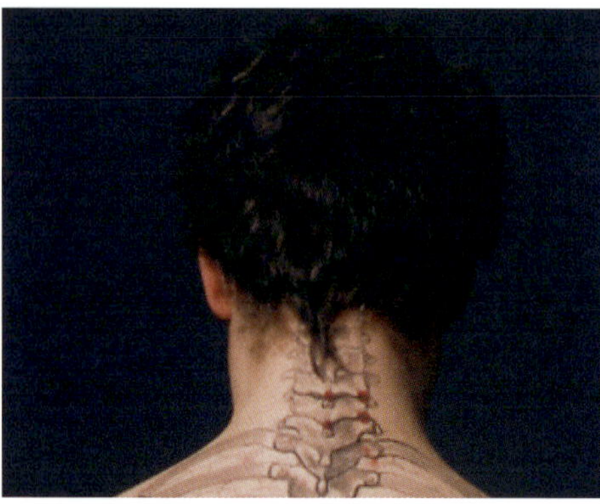

Abb. 50: Injektion an Wirbelgelenke, Dornfortsätze der HWS

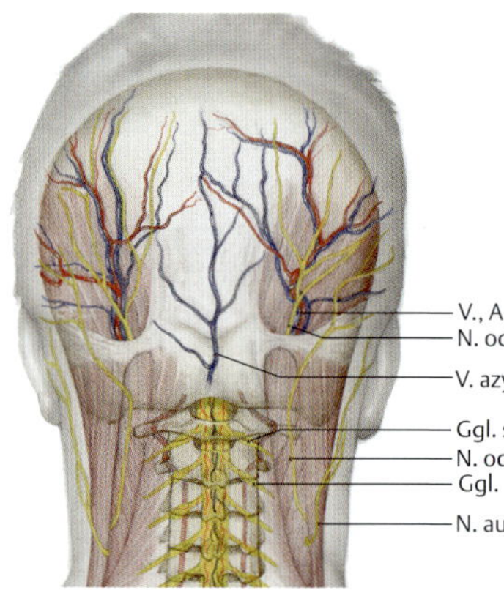

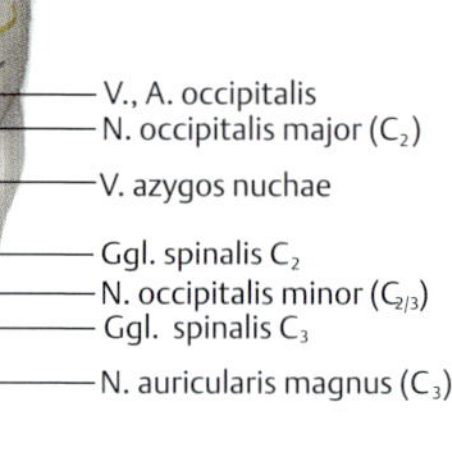

Abb. 51: Topographie zur Injektion an die HWS

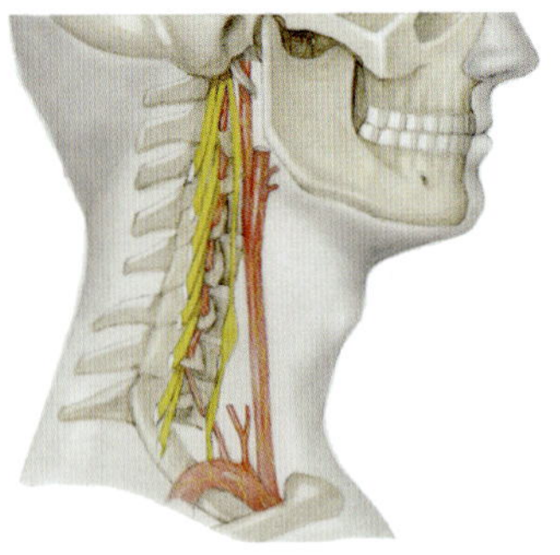

Abb. 52: Seitliche Ansicht der HWS mit Austritt der Spinalnerven, zervikalem Grenzstrang und A. carotis und A. vertebralis

Injektionstechnik

Zu Beginn der Behandlung erfolgt die Anlage einer Quaddelserie über den Dornfortsätzen der HWS sowie paravertebral im Abstand von 3 cm jeweils in Höhe der Dornfortsätze. Je nach Palpationsbefund werden lokale subkutane Gelosen oder hypertone Muskelstränge am Ort des maximalen Druckschmerzes mit 0,2 – 0,5 ml Procain infiltriert. Außer bei der Quaddel muss vor jeder Infiltration durch Aspiration die extravasale und extrathekale Nadellage gesichert werden.

Die Dornfortsätze der Wirbelsäule sind die einzigen dorsal sicher tastbaren knöchernen Strukturen der Wirbelsäule, die als Orientierungspunkte zu allen Injektionen im Bereich der Wirbelsäule genommen werden können. Dabei ist die irritierte Struktur in der Regel druckschmerzhaft.

Tasten der Dornfortsätze der Halswirbelsäule. Höhenorientierung am Dornfortsatz C2, der als erster prominenter Dornfortsatz subokzipital tastbar wird. Die nächsten gut tastbaren Dornfortsätze sind C6 und C7 (Vertebra prominens). Zielort der Injektion ist der druckschmerzhafte Dornfortsatz. Mit der 12er-Nadel erfolgt der Einstich nach digitaler Identifikation des Dornfortsatzes bei leicht anteflektiertem Kopf bis zum Knochenkontakt in 1 – 3 cm Tiefe. Aspiration mit Drehung der Nadel um 180 °. Bei negativer Ansaugprobe erfolgt die Infiltration von 0,5 – 1 ml.

Injektion an die Wirbelgelenke

Die Wirbelgelenke der Halswirbelsäule liegen in Höhe der Dornfortsätze, jeweils 2 cm lateral der Dornfortsatzlinie. Hier liegt der Einstichpunkt senkrecht zur Haut. Vorschieben der 4 cm langen Kanüle bis zum Knochenkontakt in 2,5 – 3,5 cm Tiefe. Nach Aspiration in zwei Ebenen und negativer Ansaugprobe erfolgt die langsame Infiltration von 1 ml.

Injektion an die Spinalnerven C5 – C8 (Plexus brachialis), Methode nach *Tovell, Labat, Adriani*

Tasten der Dornfortsätze und Identifikation des druckschmerzhaften Dornfortsatzes. Der Einstich liegt bei leicht nach vorne gebeugtem Kopf 2 cm lateral der Dornfortsatzlinie in Höhe der Unterkante des Dornfortsatzes. Die 6 – 8 cm lange Nadel wird senkrecht zur Haut eingestochen und bis zum Knochenkontakt (Wirbelgelenke) vorgeschoben. Zurückziehen der Nadel bis in die Subkutis und erneutes Vorschieben mit leichter lateraler Stichrichtung, max. 1 cm tiefer als die Distanz Haut – Wirbelgelenk vorgibt. Aspiration mit 180 ° Drehung der Nadel, langsame Infiltration von 2 – 3 ml bei negativer Ansaugprobe. Die intravasale wie intrathekale Nadellage ist in jedem Falle per Aspiration auszuschließen.

Material

Nadellänge: 3 cm (Dornfortsätze), 4 cm (Wirbelgelenke), 6 – 8 cm (Spinalnerven C5 bis C8)
5 ml-Spritze
Procain 1 %, pro Injektion 0,5 – 1 ml (Dornfortsätze), 1 ml (Wirbelgelenke), 2 – 3 ml (Spinalnerven C5 – C8).

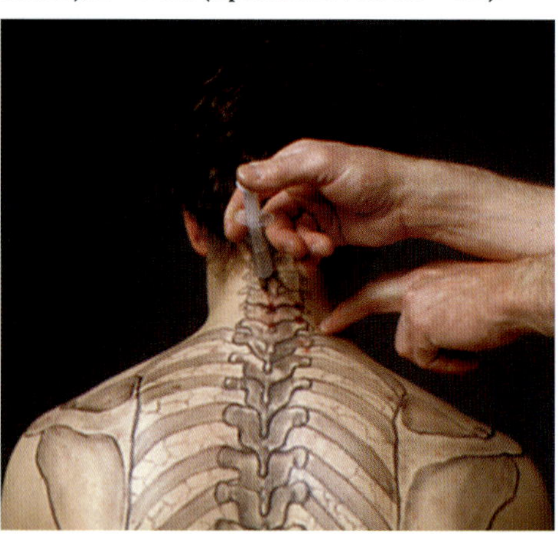

Abb. 53: Injektion an die Dornfortsätze der HWS

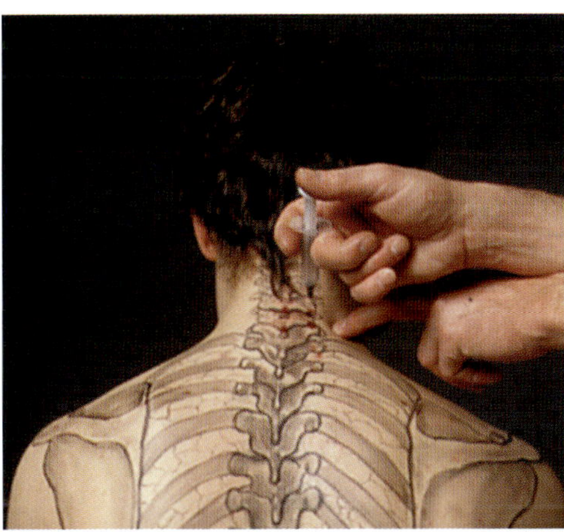

Abb. 54: Injektion an die Wirbelgelenke der HWS

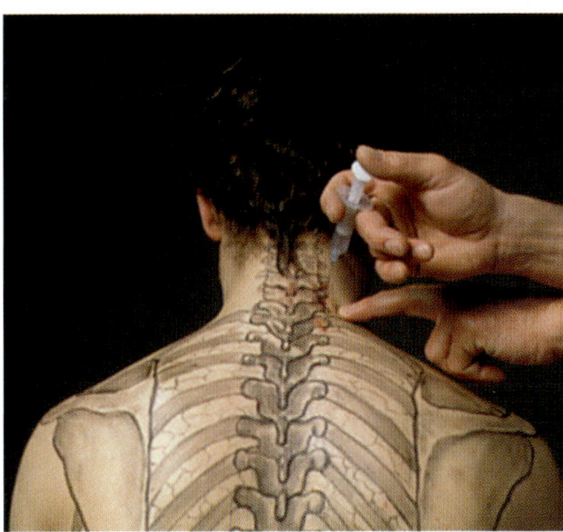

Abb. 55: Injektion an die Spinalnerven der HWS

Injektion an die Brustwirbelsäule

Indikationen

- Schmerzhafte Bewegungseinschränkungen der BWS und der Rippen nach Trauma
- Rippenfraktur
- Wirbelfraktur
- Interkostalneuralgie
- Herpes zoster
- Myotendinosen, Spondylodiszitis
- reflektorisch segmentale Funktionsstörungen bei Erkrankungen:
- des Herzens (Th1 – Th5)
- der Bronchien und Lunge (Th1 – Th4)
- des Pankreas (Th6 – Th10)
- der Leber und Gallenblase (Th6 – Th9)
- des Magens (Th6 – Th9)
- des Dünndarmes (Th7 – L1)
- des Dickdarmes (Th7 – L1)
- der Nieren (Th10 – L1)
- des Urogenitaltraktes (Th10 – L2)

Anatomie

Die zwölf Wirbel der BWS unterscheiden sich in ihrem Aufbau und ihrer Funktion erheblich von den übrigen Wirbeln:
Der lang nach kaudal gezogene Dornfortsatz steht in Höhe des nächst tiefer gelegenen Brustwirbels. Das ist bei der Orientierung der übrigen Wirbelanteile und der segmentalen Zuordnung zu berücksichtigen.
Der gelenkige Verbund zu den Rippen am Wirbelkörper und am Querfortsatz und die daraus resultierende Veränderung der Wirbelsäulenbewegung insbesondere bei Rotationsbewegungen ist zu beachten.
Im Bereich der Brustwirbelsäule ist die segmentale Aufteilung des Nervensystems am deutlichsten nachvollziehbar; der Verlauf der Rippen ist gleichzeitig die „Schiene" der Nervenverteilung, sowohl des afferent-efferenten somatischen wie auch gleichzeitig des afferent-efferenten sympathischen Systems. Insbesondere in der Zuordnung der sympathisch-innervierten Organe der Brust- und Bauchhöhle zu den entsprechenden Segmenten der BWS ist dieser Wirbelsäulenabschnitt übersichtlich diagnostisch und therapeutisch nutzbar.

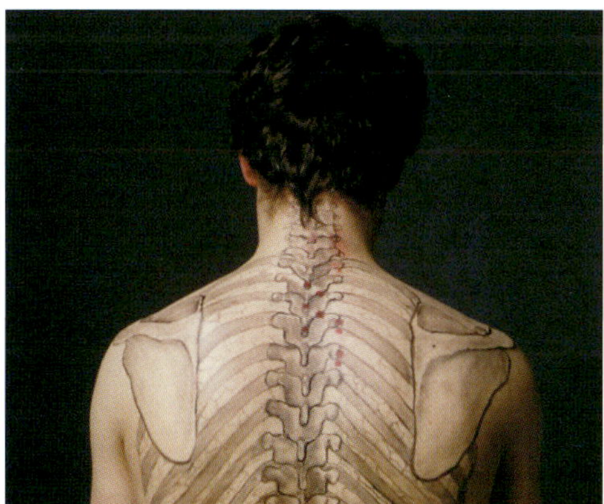

Abb. 56: Injektion an die Dornfortsätze, Wirbel- und Kostovertebralgelenke sowie Spinalnerven der BWS

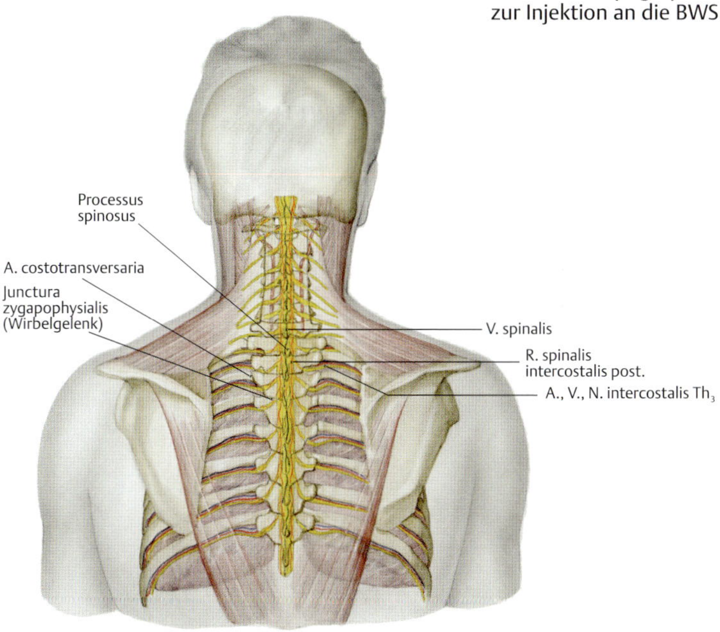

Abb. 57: Topographie zur Injektion an die BWS

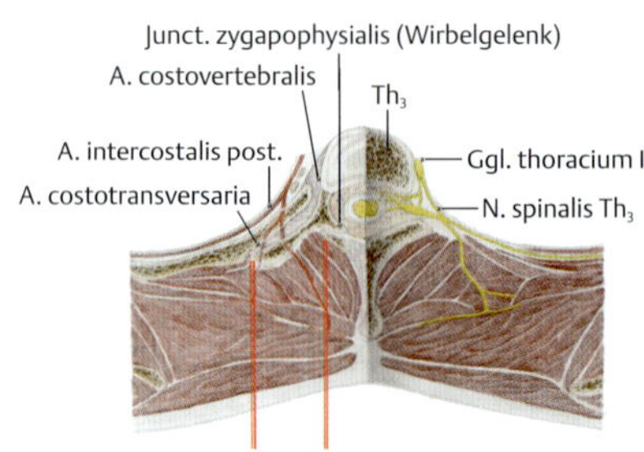

Abb. 58: Transversalschnitt zur Topographie der BWS

Injektionstechnik

Zu Beginn der Behandlung wird im erkrankten BWS-Abschnitt über den Dornfortsätzen und 3 – 4 cm paravertebral in gleicher Höhe der Dornfortsätze eine Quaddelserie angelegt. Die häufig verspannte paravertebrale Muskulatur wird nach maximalen Druckpunkten untersucht und diese werden mit 0,2 – 0,5 ml Procain infiltriert.

Injektion an die Dornfortsätze

Tasten der Dornfortsatzspitzen bei leicht nach vorne gebeugtem Oberkörper. Mit der 4 cm langen Nadel erfolgt der Einstich senkrecht zur Haut bis zum Knochenkontakt. Infiltration von 0,5 ml, leichtes Zurückziehen der Kanüle und erneutes Vorschieben im Winkel von 45 °, nach kranial gerichtet. In 1,5 cm Tiefe Infiltration von 1 ml in das Ligamentum supraspinale und Ligamentum interspinale.

Injektion an die Wirbelgelenke

Tasten der Dornfortsätze. Der Einstich liegt im Zwischenraum zwischen zwei Dornfortsätzen, 2 cm paramedian, senkrecht zur Haut. Die 4 cm lange Kanüle wird sagittal vorgeschoben, bis sie bei ca.

2,5 – 3,5 cm Tiefe auf Knochenkontakt stößt. Jetzt liegt die Kanülenspitze unmittelbar vor dem Wirbelgelenk. Nach zweimaliger Aspiration und Drehung der Nadel um 180 ° Infiltration von 1 ml.

Injektion an die Rippen-Wirbelgelenke

Tasten der Dornfortsätze. Die zugehörigen Kostovertebralgelenke eines Brustwirbels liegen etwa in Höhe der kaudalen Spitze des nächst höher liegenden Dornfortsatzes und 3 cm lateral der Dornfortsatzlinie. Der Einstich erfolgt senkrecht zur Haut. Nach ca. 3 – 3,5 cm Tiefe (nicht tiefer!) zeigt der Knochenkontakt die richtige Nadellage. Nach zweifacher Aspiration mit Drehung der Nadel um 180 ° Infiltration von 1 ml.

Injektion an die Interkostalnerven

Tasten der Dornfortsatzspitze. 3 – 4 cm lateral erfolgt der Einstich senkrecht zur Haut mit leicht nach kranial (ca. 5°) gerichteter Kanüle. Nach ca. 3 – 3,5 cm Tiefe (bei sehr schlanken Patienten schon nach 2,5 – 3 cm Tiefe) trifft die Nadel auf die Rippe. Zurückziehen der Nadel und leichtes Senken der Nadelspitze, die beim erneuten Vorschieben nur 0,5 cm tiefer vorgeschoben werden darf, wobei möglichst die Unterkante der Rippe getastet werden soll. Nach zweimaliger Aspiration Infiltration von 1 – 2 ml.

Material

5 ml-Spritze
4 cm lange Nadel
Procain 1 %,
pro Injektion

- an die Dornfortsätze: ca. 2 ml
- an die Wirbelgelenke: ca. 1 ml
- an die Rippen-Wirbelgelenke: ca. 1 ml
- an die Interkostalnerven: ca. 1 – 2 ml

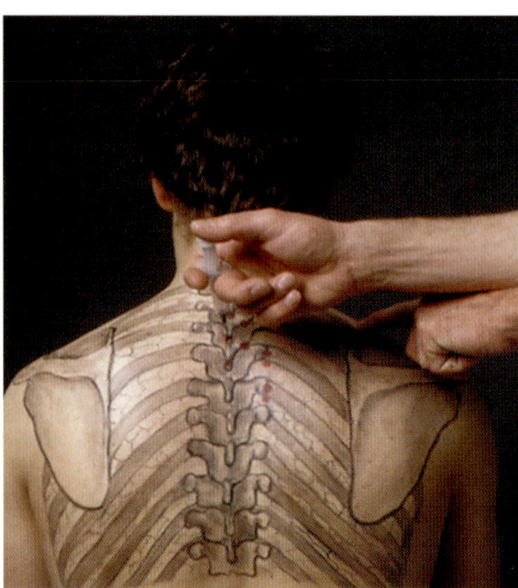

Abb. 59: Injektion an die Dornfortsätze der BWS

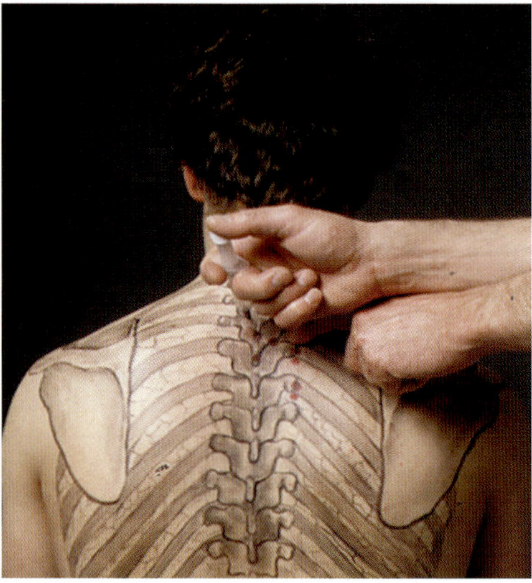

Abb. 60: Injektion an die Wirbelgelenke der BWS

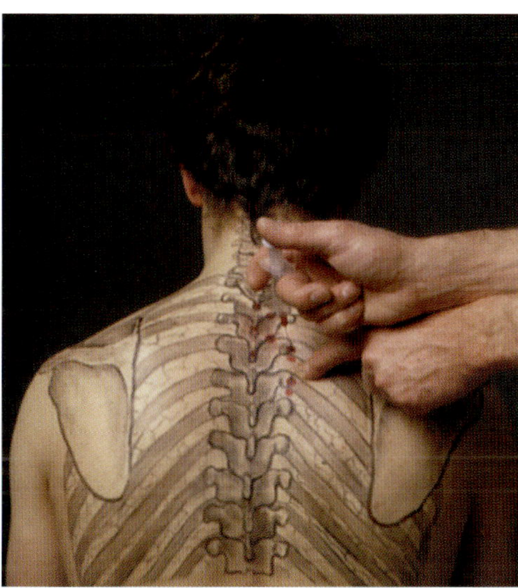

Abb. 61: Injektion an die Kostovertebralgelenke der BWS

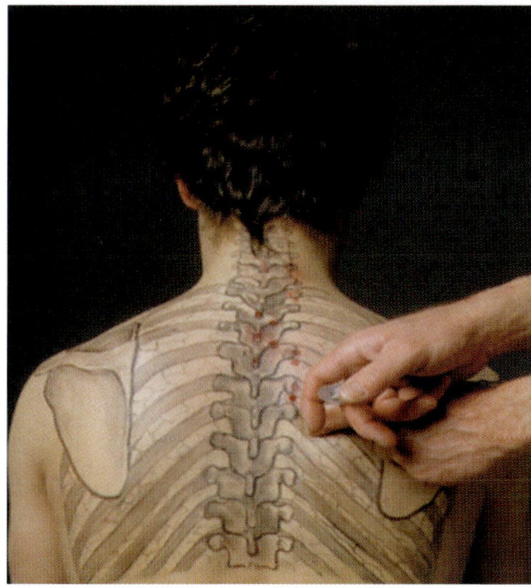

Abb. 62: Injektion an die Interkostalnerven, -gefäße

Injektion an die Lendenwirbelsäule

Indikationen

- Lumbalgien
- Verletzungen der Lendenwirbelsäule (Zerrungen, Distorsionen)
- Überlastungen inkl. „Verhebetrauma"
- Frakturen (alt und frisch, inkl. Kompressionsfraktur bei Osteoporose)
- M. Scheuermann, degenerative Erkrankungen der LWS
- Spondylolisthesis
- Spondylarthrose
- Baastrup-Erkrankung
- Spondylodiszitis
- Myotendinosen
- Spinalstenose
- Bandscheibenvorfall und Bandscheibenprotrusion
- Wurzelkompressionssyndrom
- Tumor-Metastasen-Schmerzen

Anatomie

Die aus fünf Wirbeln bestehende LWS ist häufig Lokalisation von chronischen und akuten Erkrankungen. Beteiligt sind dabei in der Regel sämtliche Strukturen, die der Lendenwirbelsäule ihre statische und dynamische Funktion geben, also neben den Wirbelkörpern mit den Zwischenwirbelscheiben, den Wirbelgelenken, sämtliche Band-Kapselstrukturen, die Muskulatur, Gefäße und Nerven. Die Lendenwirbelsäule ist durch ihre topographische Lage und ihren Aufbau von allen Wirbelsäulenabschnitten den stärksten Belastungen ausgesetzt, so dass alleine schon hierdurch die Erkrankungshäufung erklärt werden kann. Selten ist die isolierte Erkrankung nur einer Struktur, z. B. eines einzelnen Wirbelgelenkes, da aufgrund der neurophysiologischen Zusammenhänge mit der Irritation der einen Struktur eine Kettenreaktion abläuft, die weitere Strukturen, z. B. Gefäße, Nerven und Muskulatur betrifft.

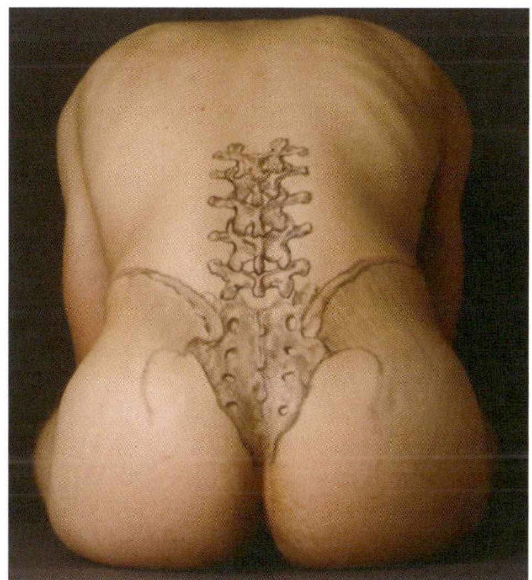

Abb. 63: Injektion an die Dornfortsätze, Wirbelgelenke der LWS

Abb. 64: Topographie zur Injektion an die Strukturen der LWS

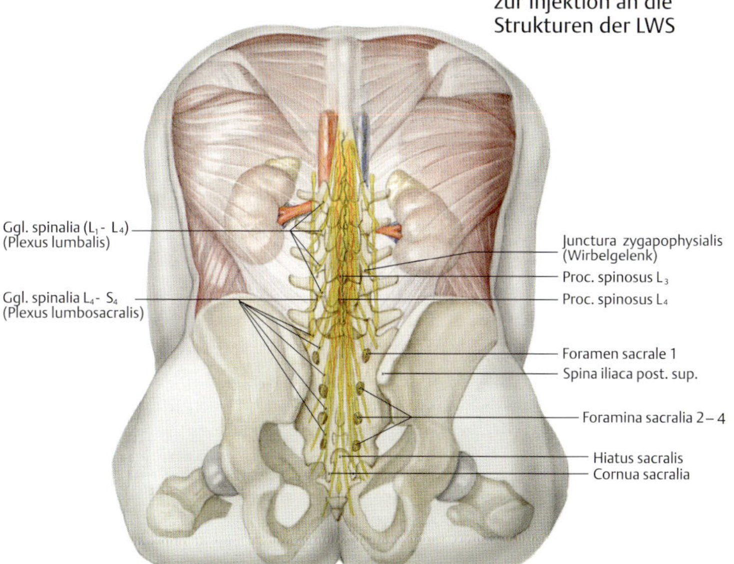

Injektionstechnik

In gleicher Weise wie bei der Behandlung der Halswirbelsäule und der Brustwirbelsäule erfolgt primär eine Quaddelserie über den Dornfortsätzen der LWS und in gleicher Höhe ca. 3 – 4 cm paravertebral in Höhe des erkrankten Segmentes als Reiztherapie. Zusätzlich werden die bei der Palpation der Paravertebralmuskulatur festgestellten maximalen Druckpunkte wie auch die häufig tastbaren subkutan gelegenen Gelosen mit jeweils 0,5 – 1 ml Procain 1 % infiltriert.

Injektion an die Dornfortsätze

Tasten des druckschmerzhaften Dornfortsatzes. Nach Anlage einer Quaddel wird die 2 – 3 cm lange Kanüle bis zum Knochenkontakt vorgeschoben. Injektion von 0,5 ml, Zurückziehen der Nadel und Infiltration des zum nächst höher und nächst tiefer gelegenen Dornfortsatz ziehenden Ligamentum supra- und interspinale mit wiederum 0,5 ml durch Heben und Senken der Kanülenspitze um ca. 60 °. Die Einstichtiefe beträgt jetzt ca. 2 cm.

Injektion an die Wirbelgelenke

Die Wirbelgelenke im Bereich der LWS liegen in Höhe der Dornfortsatzmitte ca. 2 – 2,5 cm lateral der Mittellinie in ca. 4 – 5 cm Tiefe. Tasten des druckschmerzhaften Dornfortsatzes. Bei leicht nach vorne geneigtem Oberkörper erfolgt der Einstich mit der 6 cm langen Kanüle ca. 2 cm lateral der Mittellinie in Höhe der jeweiligen Dornfortsatzmitte. Ab 4 – 5 cm muss bei streng sagittaler Stichrichtung Knochenkontakt erfolgen. Nach zweimaliger Aspiration mit Drehung der Nadel um 180°, um sicher die intrathekale Nadellage auszuschließen, wird 1 ml Procain 1 % infiltriert.

Material

Dornfortsätze:
5 ml-Spritze
2 – 3 cm lange Kanüle
Procain 1 %, pro Injektion 0,5 ml
Wirbelgelenke:
5 ml-Spritze
6 cm lange Kanüle
Procain 1 %, pro Injektion 1 ml

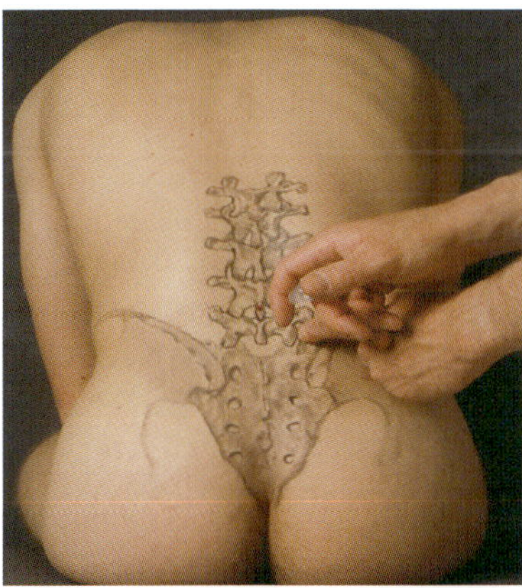

Abb. 65: Injektion an die Dornfortsätze der LWS

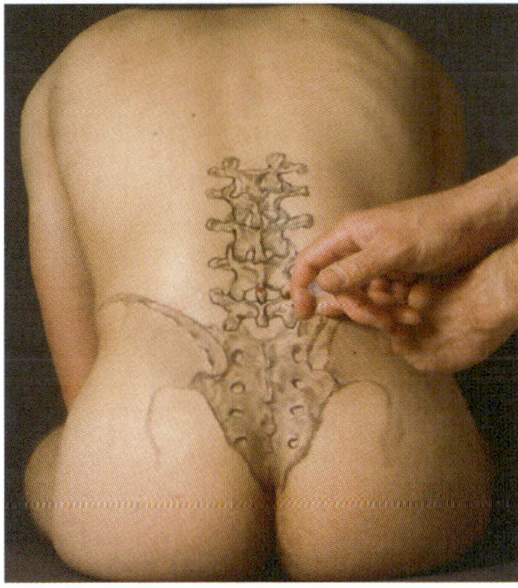

Abb. 66: Injektion an die Wirbelgelenke der LWS

Injektion an die Spinalwurzeln L1 – S 3 (Plexus lumbosacralis)

Einleitung

Die wohl häufigste Lokalisation einer Irritation eines Spinalnervs findet sich in Höhe des 5. Lendenwirbels. Die Stärke des Beschwerdebildes und der Zeitraum des Auftretens sind wichtige klinische Hinweise für die Beurteilung der Irritation des Spinalnervs, eine Beurteilung der Größe eines Bandscheibenvorfalles kann daraus nicht vorgenommen werden. Allein die Reizung des afferenten oder efferenten Nervenanteils macht das Beschwerdebild aus, welches schon durch eine mäßige Bandscheibenprotrusion durch Reizung der sensiblen und sympathischen Nervenfasern des Ligamentum longitudinale posterius ohne wesentliche Einengung des Foramen intervertebrale hervorgerufen werden kann. Die Irritationsmöglichkeiten des Spinalnervs im Bereich des Foramen intervertebrale sind sehr vielseitig, da hier noch alle afferenten und efferenten Faseranteile, sowohl die somatischen als auch die sympathischen, sehr dicht beieinander liegen.
In der klinischen Untersuchung findet sich diese Vielseitigkeit wieder, mit unterschiedlicher Stärke der Innervationsstörungen. Die über den R. dorsalis motorisch, sensibel und sympathisch versorgte autochthone Muskulatur in Höhe L5 ist verspannt, und die Haut weist Störungen der Sensibilität und der Feuchtigkeit auf. Der Dornfortsatz von L5 ist stark klopf- und druckempfindlich, wie auch das tastbare Ligamentum supraspinale in Richtung Dornfortsatz L4 und Dornfortsatz S 1. Die vom N. glutaeus superior (L4 – S 1) und dem N. glutaeus inferior (L5 – S 2) versorgte Gesäßmuskulatur sowie der M. tensor fasciae latae, der über den N. glutaeus superior mitversorgt wird, weisen hypertone Areale auf, ebenso wie die aus dem N. ischiadicus (L4 – S 3) über den N. peronaeus communis (L4 – S 2) vom N. peronaeus superficialis versorgten Mm. peronaeus longus et brevis und die vom N. peronaeus profundus versorgten M. tibialis anterior, Mm. extensores hallucis longus et brevis und Mm. extensores digitorum longus et brevis. Weiterhin finden sich durch Irritation des R. ventralis, der neben den efferenten motori-

schen Fasern afferente sensible Fasern führt, Sensibilitätsstörungen der Haut im Dermatom L5 vom lateralen Oberschenkel zum lateralen Unterschenkel, über den Fußrücken bis zur Großzehe ziehend.
Die Sensibilitätsstörung muss nicht durchgehend als so genanntes L5-Band bestehen. Sie kann fraktioniert an unterschiedlichen Stellen des L5-Segmentes vorliegen oder lediglich als einzelne subjektiv schmerzende und häufig hyperästhetische Zone nachgewiesen werden. Die Reizung des sympathischen Faseranteils, der mit der Vorderwurzel das Rückenmark verlässt, über den R. communicans albus zum Grenzstrangganglion läuft, zum Teil über den R. communicans griseus zurück zum R. ventralis des Spinalnervs in die Peripherie zieht und zum anderen Teil sich den arteriellen Gefäßen in Form des periarteriellen sympathischen Geflechtes anschließt, bedeutet eine Störung der Durchblutung des Beines. Diese wird häufig als subjektives Kältegefühl oder als frühe Ermüdbarkeit des Beines angegeben.
Der Ausfall des Spinalnerv L5, teilweise oder vollständig, zeigt die partielle Lähmung der Muskulatur sowie die vollständige oder fraktionierte Hyp- oder Anästhesie des Dermatoms L5. Mechanische Unterbrechung der Reizleitung wie auch durch starke Drosselung der Blutzufuhr zum Spinalnerv und Spinalganglion, bedingt durch starke lokale Reizung des Sympathikus können die Ursache sein.
Aus der motorischen Dysfunktion durch Reizung oder Ausfall des Spinalnervs L5 ist unter biomechanischem Aspekt eine Fehlfunktion der Gelenke der unteren Extremität abzuleiten. Damit ist eine Erkrankungsmöglichkeit derselben gegeben. Nimmt man die Innervation der Gelenke und der Gelenkkapseln hinzu, lassen sich weitere Gelenkbeschwerden bei Irritationen des Spinalnervs L5 erklären.
Die isolierte Erkrankung des Spinalnervs L5 wurde als Beispiel gewählt, damit sich anhand der neurologischen Zusammenhänge aus dieser Irritation herrührende Beschwerdebilder der LWS und der unteren Extremität nachvollziehen lassen. Dasselbe gilt für die Spinalnerven L1 – S3.

Injektion an die Spinalwurzeln L1–L4 (Plexus lumbalis)

Indikationen

- Lumbalgie mit Ausgang vom Segment L1 – L4
- Störungen der Adduktorenmuskulatur des Oberschenkels bzw. der Quadrizepsmuskulatur
- unklare Leistenschmerzen
- Obturatoriusneuralgie
- Gonarthropathie (z. B. Chondropathia patellae, Retropatellararthrose)
- Neuralgie des N. saphenus

Anatomie

Die Spinalwurzeln L1 – L4 werden zusammengefasst, da sie in der Diagnostik von Erkrankungen der unteren Extremität eine funktionelle Einheit darstellen. Nach Verlassen des Wirbelkanals treffen sich die Spinalnerven im Plexus lumbalis, versorgen von hier aus als periphere Nerven den ventro-medialen Anteil des Beines, wobei es zu „Vermischungen“ der einzelnen Spinalnerven kommt. Diese Vermischung der segmental gegliederten Spinalnerven zu den peripheren Nerven (N. iliohypogastricus Th12 – L1, N. ilioinguinalis Th12 – L1, N. genito-femoralis L1 – L2, N. cutaneus femoris lateralis L2 – L3, N. obturatorius L2 – L4, N. femoralis L2 – L4) führt zur segmentalen „Mischinnervation“ u. a. der Muskulatur, so dass mit dem Ausfall eines Segmentes Anteile unterschiedlicher Muskeln ausfallen, jedoch nie ein ganzer Muskel. Analog hierzu verhält sich die sensible Versorgung des Beines.
Mit allen Spinalnerven laufen Faseranteile des Sympathikus parallel. Die Ernährung des Spinalganglions erfolgt über das Gefäßsystem, das wiederum vom Sympathikus gesteuert wird.

Injektionstechnik

Injektion an die Spinalwurzel L1

Der Patient sitzt mit leicht nach vorne geneigtem Oberkörper. Markieren der Darmbeinkammlinie. Der dieser Linie nächst liegende Dornfortsatz ist der Dornfortsatz von L4. Markieren des Dornfortsatzes L1. Der Einstich mit der 8 cm langen Nadel liegt 1 QF oberhalb der Dornfortsatzunterkante, 3 – 4 cm lateral (je nach Größe des Patienten). Nach Anlage einer Quaddel leicht konvergierendes Vorschieben der Kanüle. Je nach Größe des Patienten kommt es ab 6 – 7 cm Tiefe zum Blitz ins Segment L1, auf den der Patient vorher hingewiesen werden muss. Zurückziehen der Kanüle um ca. 1 – 2 mm, zweimalige Aspiration mit Drehung der Nadel um 180° zum Ausschluss einer intravasalen und intrathekalen Nadellage und Infiltration von 2 ml. Stößt man bei ca. 4 cm schon auf Knochen, liegt die Nadel zu weit medial und trifft das Wirbelgelenk oder sie liegt zu weit lateral und trifft den Querfortsatz von L2. Gelingt es nicht, durch geringe nach lateral oder kranial korrigierte Nadelführung am Knochen vorbeizukommen, soll die Nadel ganz entfernt werden und nach Kontrolle des Einstichpunktes erneut vorgegangen werden. Ist man sicher am Knochen vorbei, ohne Auslösen eines Blitzes, wird der Spinalnerv über eine größere Injektionsmenge (ca. 5 ml) doch erreichbar. Erscheint bei der Aspiration Liquor in der Spritze, liegt die Nadel intrathekal in einer gelegentlich vorkommenden sackförmigen Duraausstülpung im Bereich des Foramen intervertebrale. In diesem Falle wird die Nadel zurückgezogen, bis kein Liquorfluss mehr auftritt, und 2 – 3 ml werden infiltriert.
Eine Spinalanästhesie kann in dieser Situation nicht entstehen. Der korrekte Sitz der Injektion soll nach wenigen Minuten klinisch kontrolliert und dokumentiert werden.

Abb. 67: Topographie zur Injektion an die Spinalwurzeln $L_1 - L_4$ (Plex. lumb.)

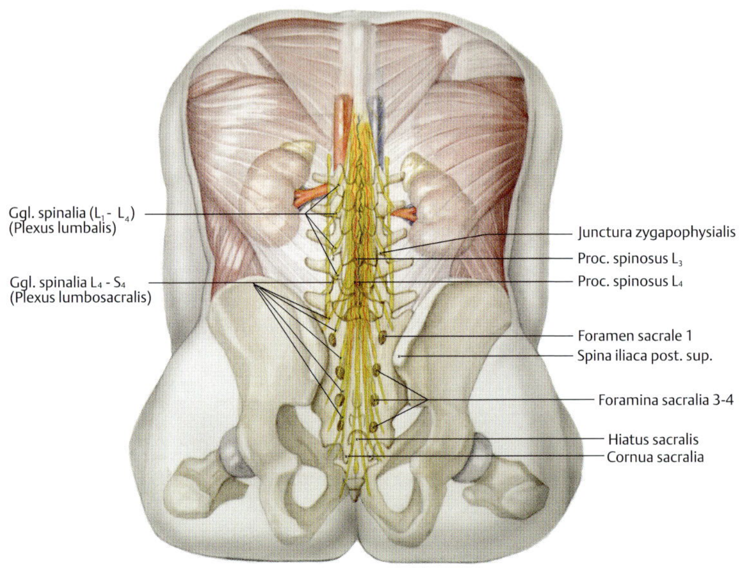

Abb. 68: Querschnitt in Höhe L_1

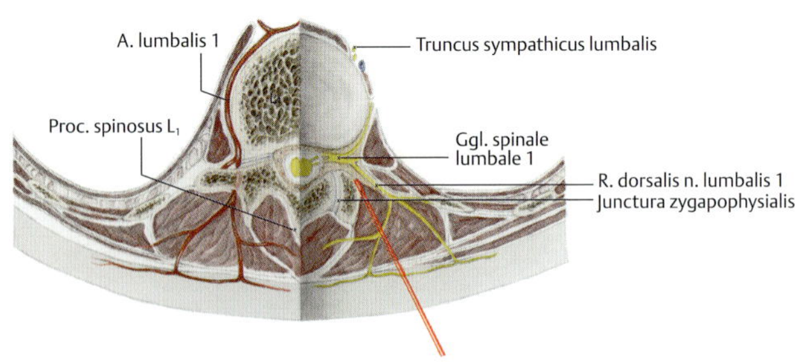

Injektion an die Spinalwurzel L2 – L4

Der Patient sitzt leicht nach vorne gebeugt zur Anteflexion der LWS. Markieren der Darmbeinkammlinie und des Dornfortsatzes L4. Identifikation des entsprechenden Dornfortsatzes. Bei Irritation des Segmentes ist der entsprechende Dornfortsatz empfindlich. Senkrecht zur Haut, 3 – 4 cm lateral und 1 QF kranial der Dornfortsatz-Unterkante erfolgt der Einstich der 8 cm langen Kanüle. Nach Anlage einer Quaddel wird die Kanüle streng sagittal vorgeschoben, bis in 5 – 7 cm Tiefe der Blitzschmerz im jeweiligen Segment L4 auftritt. Zurückziehen der Nadel um 1 mm, Aspiration in zwei Ebenen und Infiltration von 2 ml. Wird der Blitzschmerz nicht ausgelöst, werden 5 ml infiltriert. Lag die Nadel zu weit lateral, kann es durchaus auch zum Blitzschmerz im darüber liegenden Segment kommen.

Material

5 ml-Spritze
8 cm lange Kanüle
Procain 1 %, pro Injektion 2 – 5 ml.

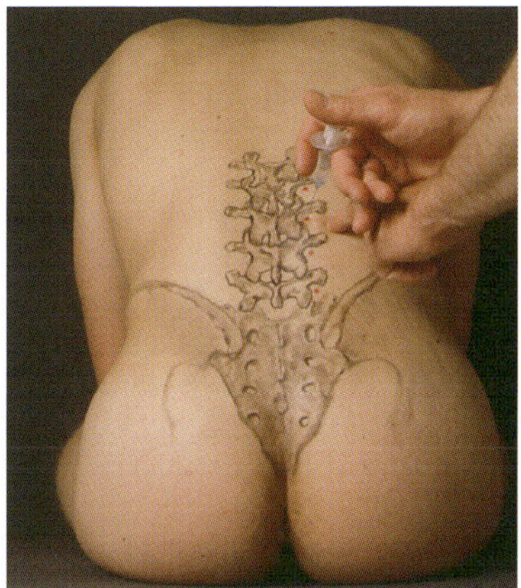

Abb. 69: Injektion an die Spinalwurzel L3

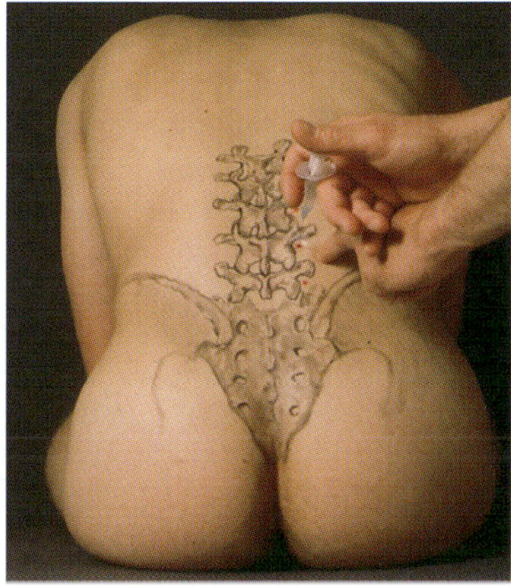

Abb. 70: Injektion an die Spinalwurzel L4

Injektion an die Spinalwurzeln L5 – S 3 (Plexus sacralis)

Indikationen

- Lumbalgie
- Lumboischialgie
- Ischialgie
- regionale Schmerzen der unteren Extremität der Segmente L5 – S 3
- Muskelfunktionsstörungen der Glutäalmuskulatur
- Oberschenkelbeugemuskulatur
- Unterschenkel- und Fußmuskulatur
- frische und alte Peronäusparese
- Bandscheibenvorfall L5/S 1

Anatomie

Der Plexus sacralis entsteht aus den Rr. ventrales der Spinalnerven L5 – S 3 sowie Anteilen des R. ventralis aus L4. Wichtig für die Diagnostik und die neuraltherapeutische Behandlung ist der Hinweis, dass sich in ca. 20 % der Fälle die Zusammensetzung des Plexus sacralis nach kranial oder kaudal um je ein Segment verschieben kann (Clara). Der Versorgungsbereich umfasst ausschließlich die Beugeseite der unteren Extremität über den Zusammenschluss der R. ventrales sowie die dorsale Lenden- und Sakralregion über die nicht in einen Plexus zusammengefassten Rr. dorsales nervi spinales. So ist bei Reizung eines Spinalnervs sowohl mit einer klinischen Antwort im Bereich der Lenden- oder Kreuzbeinregion als auch in der unteren Extremität zu rechnen.
Aus dem Plexus sacralis stammt der kräftigste periphere Nerv des menschlichen Organismus, der N. ischiadicus. Er enthält alle afferenten wie efferenten somatischen sowie sympathischen Faseranteile eines Spinalnervs. Ein weiterer Teil des sympathischen Systems verläuft efferent wie afferent zusammen mit den Gefäßen, die die untere Extremität versorgen. Alle Strukturen des Beines, ausgenommen der Gelenkknorpel, sind somatisch und sympathisch innerviert. Jede Irritation eines somatischen Nervenanteils hat über indirekte Verschaltungen auf spinaler Ebene auch gleichzeitig eine Irritation des Sympathikus zur Folge. Umgekehrt kann jede Gewebeschädigung (mechanisch, thermisch, chemisch) eine Reizung des

Abb. 71: Topographie zu den Injektionen an die Spinalwurzeln L5 – S 3

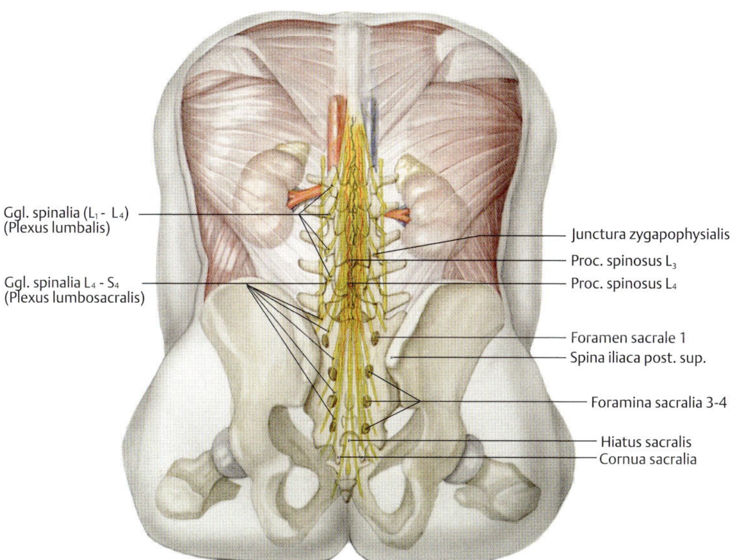

Abb. 72: Querschnitt in Höhe Spinalwurzel L5

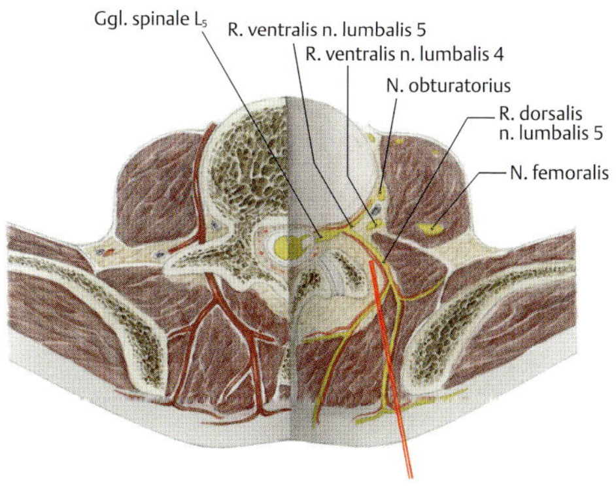

Sympathikus sowie des entsprechenden somatischen Systems verursachen. Bei der Injektion des Lokalanästhetikums in eine Gewebestruktur und gezielter Injektion an periphere Nerven und Gefäße, vor allem im Bereich der Spinalganglien und über den lumbalen Grenzstrang, wird im neuraltherapeutischen Sinne der Sympathikus erreicht. Die gleichzeitig auftretende Blockade somatischer Nervenanteile ist im Gegensatz zur Lokalanästhesie bei der Neuraltherapie zweitrangig. Ziel ist die verbesserte Zirkulation (die vasalen Efferenzen betreffend) sowie eine kurzfristige Verringerung der im Erkrankungsfall erhöhten sympathischen Afferenzen mit den reflektorischen Auswirkungen auf das somatische Nervensystem sowie alle übrigen Gewebestrukturen.
So wird die neuraltherapeutische Behandlung über die Spinalwurzeln des Plexus sacralis bei Erkrankungen der Lendenwirbelsäule und des Kreuzbeines sowie bei Erkrankungen der unteren Extremität verständlich.

Injektionstechnik

Injektion in die Spinalwurzel L5

Über die Darmbeinkammlinie wird beim leicht nach vorne gebeugten Patienten der Dornfortsatz L4 identifiziert und markiert. Tasten des Dornfortsatzes L5 und Einstich der 8 cm langen Nadel 3 – 4 cm seitlich, 1 QF oberhalb der Dornfortsatzunterkante nach Anlage einer Quaddel in sagittaler Richtung. Der Bereich der Spinalwurzel L5 ist schwieriger zu treffen als bei den höheren Spinalwurzeln, da die Pars lateralis des Os sacrum recht eng zum Querfortsatz L5 steht. Ab 6 – 8 cm ist der Blitzschmerz im Segment L5 auslösbar, der die korrekte Nadellage anzeigt. Nach zweimaliger negativer Aspiration und vorherigem Zurückziehen der Nadel um 1 mm werden nach Auslösen des Blitzschmerzes 2 ml, ohne Blitzschmerz 5 ml infiltriert. Durch die Nähe des N. obturatorius und dem weiter lateral im M. psoas major verlaufenden N. femoralis sind auch Blitzschmerzen im Segment L2 – L4 möglich, wenn die Nadel zu weit ventral bzw. zu weit lateral liegt.

Injektion an die Spinalwurzel S 1

Tasten der Spina iliaca posterior superior. 2 QF oberhalb, unmittelbar medial des Randes des tastbaren Beckenkammes, erfolgt nach Anlage einer Quaddel der Einstich mit der 8 cm langen Nadel im Winkel von 45° nach kaudal. Das Vorschieben der Kanüle erfordert viel Gefühl, um das Foramen sacrale 1 zu treffen. Durch die Anteflexionsstellung des Os sacrum von 30 –45° ist der erste Knochenkontakt mit dem Os sacrum erst ab 4 – 5 cm Tiefe zu erwarten, die dorsale Öffnung des Foramen ist gefunden, wenn die Nadel noch 1 cm tiefer (nicht mehr!) vorgeschoben werden kann. Nach zweimaliger negativer Aspiration werden 2 – 3 ml infiltriert. Der Blitzschmerz im Segment S 1 oder ein leicht unangenehmes Ziehen zeigt den richtigen Sitz der Injektion.

Injektion an die Spinalwurzel S 2

Tasten des Dornfortsatzes S 2, in dessen Höhe 1 cm kranial und knapp 2 cm lateral im Winkel von ca. 20° zur Haut der Einstich der 6 cm langen Kanüle erfolgt. In ca. 2 – 3 cm Tiefe gelangt man sondierend an die dorsale Öffnung des Foramen S 2. Nach Vorschieben der Kanüle um 0,5 cm und negativer zweifacher Aspiration Infiltration von 2–3 ml. Der Blitzschmerz oder das Ziehen im Segment S 2 zeigt den richtigen Sitz der Injektion.

Injektion an die Spinalwurzel S 3

Tasten des Dornfortsatzes S 3, in dessen Höhe 1 cm kranial und 2 cm lateral der Einstich senkrecht zur Haut in sagittaler Richtung mit der 6 cm langen Kanüle liegt. Nach Anlage einer Quaddel findet sich in 1 – 2 cm Tiefe die dorsale Öffnung des Foramen sacrale 3, in das die Kanüle 0,5 cm vorgeschoben wird. Nach zweifach negativer Aspiration werden 2 – 3 ml infiltriert. Der Blitzschmerz oder Ziehen im Segment S 3 zeigt den richtigen Sitz der Injektion.

Material

5 ml-Spritze
6 – 8 cm lange Kanüle
Procain 1 %, pro Injektion 2 – 5 ml.

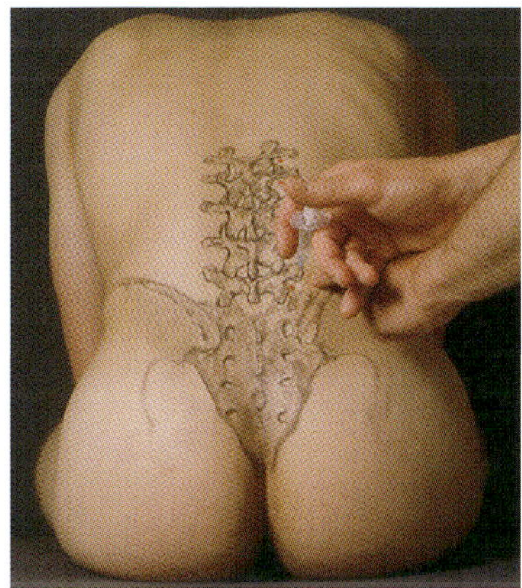

Abb. 73: Injektion an die Spinalwurzel L5

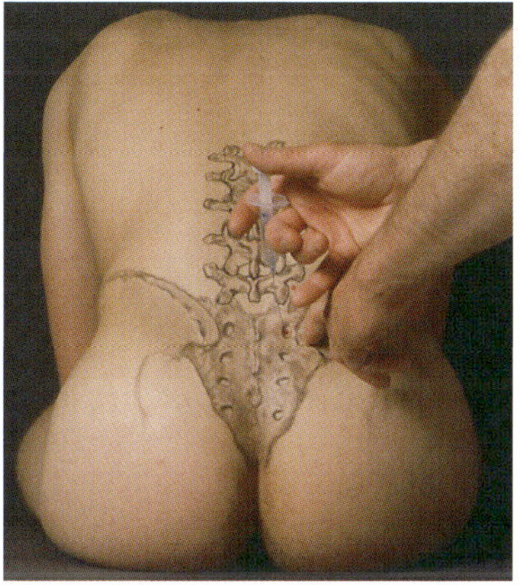

Abb. 74: Injektion an die Spinalwurzel S 1

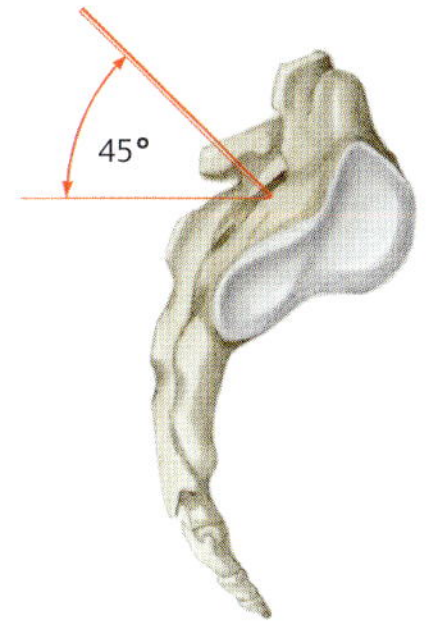

Abb. 75: Stellung des Os sacrum im Sitzen, seitliche Ansicht zur Injektion in die Foramina sacralia

Injektion in den Bereich des Beckens

Indikationen

- Akute und chronische Lumbalgie
- Schmerzen im Bereich des Kreuzbeines, der lateralen Hüftregion, der Symphyse
- posttraumatische Beschwerden des Beckens (insbesondere auch nach Geburten)
- M. Bechterew

Anatomie

Das aus dem rechten und linken Os coxae und dem Os sacrum funktionell dreiteilige Becken nimmt eine Sonderstellung in der Neuraltherapie ein. Als Verbindung zwischen Wirbelsäule und unterer Extremität ist es sehr unterschiedlichen Belastungen ausgesetzt, die sich aus der Stellung des Beckens zur Wirbelsäule und den Hüftgelenken ergeben. Die wesentliche Verbindung der drei knöchernen Beckenanteile untereinander erfolgt zum einen aus dem sehr starken Bandapparat, den Verbindungen zur Wirbelsäule und zu den Hüftgelenken. Zum anderen besteht die Verbindung dieser knöchernen Anteile zusätzlich aus starken Muskelgruppen, welche die Stellung des Beckens wesentlich beeinflussen. Die wesentlichen Bandapparate der drei Beckenanteile, die über die Kreuzdarmbeingelenke und die Symphyse syndesmotisch miteinander verbunden sind und nur eine leicht federnde Bewegung der Knochen gegeneinander erlauben, sind die Ligamenta sacroiliaca ventralia et dorsalia für das Iliosakralgelenk und das Ligamentum arcuatum pubis für die Symphyse, deren knöcherne Anteile über eine knorpelige Bandmasse federnd in Verbindung stehen, ähnlich einem Discus intervertebralis. Das Ligamentum sacrotuberale zwischen Os sacrum und Tuber ischiadicum und das Ligamentum sacrospinale zwischen Os sacrum, Os coccygis und der Spina ischiadica des Sitzbeines vervollständigen den Bandapparat.

Abb. 76: Dorsale Beckenansicht mit Bandstrukturen und Ggl. impar

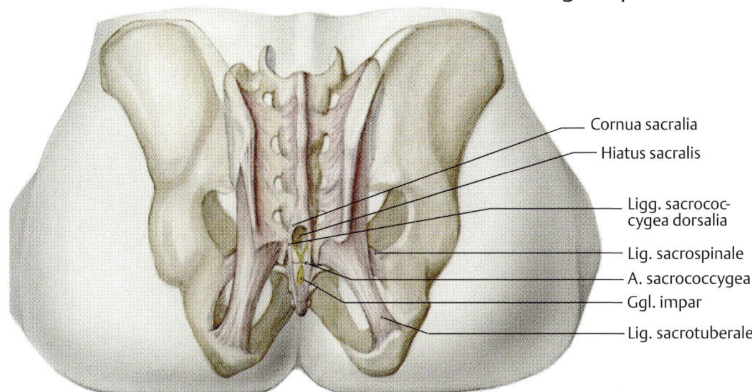

Abb. 77: Topographie des dorsalen Beckens im Querschnitt in Höhe des Foramen sacrale II

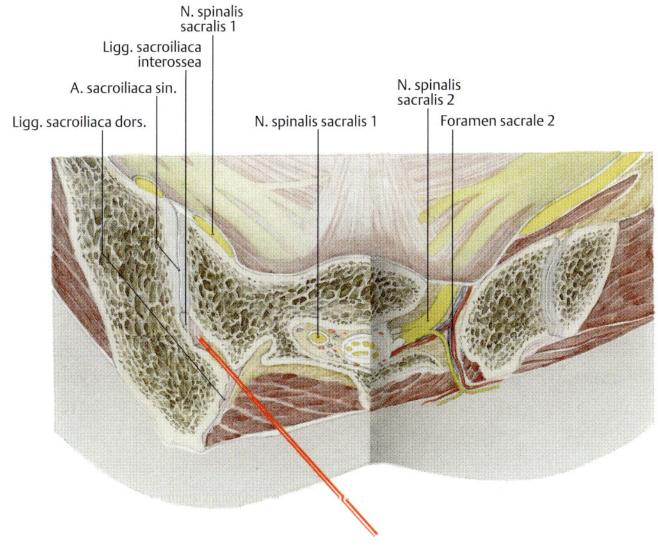

Eine wichtige Bandstruktur ist das Ligamentum iliolumbale, die Verbindung zwischen dem 4. und 5. Lendenwirbelquerfortsatz zum dorsalen Beckenkamm.
Die Nervenversorgung der Bandstrukturen und der Gelenke des Beckenringes besteht aus somatischen sowie sympathischen Afferenzen. Der sympathische Anteil verläuft zusammen mit den somatischen Afferenzen und z.T. mit den die Kapsel-Band-Strukturen versorgenden Gefäßen. Ziel der Infiltration ist die Unterbrechung der somatischen und der sympathischen Afferenzen und damit eine Verringerung der Impulsbelastung auf spinaler segmentreflektorischer Ebene sowie die periphere Sympathikolyse des perivasalen Sympathikus mit der positiven Auswirkung auf die Ernährung der Band-Kapsel-Strukturen des Beckenringes. Damit erfolgt segmental die Aufhebung der Schmerzen sowie die Normalisierung der gestörten Zirkulation.

Injektionstechnik

Injektion an die Articulatio sacroiliaca

Tasten der Spina iliaca posterior superior, in deren Flucht nach kaudal und leicht nach medial der leicht federnde Anteil der Ligamenta sacroiliaca dorsalia liegt. In Höhe des maximalen Druckschmerzes erfolgt der Einstich mit der 6 cm langen Nadel senkrecht zur Haut. Nach Anlage einer Quaddel wird die Nadel um den Hinterrand des Os ilium herum nach lateral im Winkel von ca. 40° vorgeschoben, bis in ca. 3 – 5 cm Tiefe der Zwischenraum zwischen Kreuzbein und Darmbein erreicht ist. Die Nadel liegt jetzt im Bereich der Ligamenta sacroiliaca interossea. Es erfolgt die Infiltration von 2 – 3 ml.

Injektion in das Ligamentum iliolumbale

Tasten des Dornfortsatzes L4, in dessen Höhe die Querfortsätze von L5 liegen. 4 – 5 cm lateral des Dornfortsatzes liegt der Einstich. Senkrecht zur Haut, nach Anlage einer Quaddel, wird die 6 cm lange Kanüle sagittal vorgeschoben, bis man in 4 – 6 cm Tiefe den Bandwiderstand fühlt. Injektion von 2 – 3 ml peri- und intratendinös.

Injektion an die Symphyse

Tasten der Symphyse. Einstich der 6 cm langen Nadel in Symphysenmitte. In 1 – 2 cm Tiefe erreicht man das Ligamentum pubicum superior. Infiltration von 1 ml. Das kaudal/dorsal gelegene Ligamentum arcuatum lässt sich mit der 6 cm langen Nadel, an der Hinterfläche der Symphyse vorbeigleitend, in ca. 2 – 3 cm Tiefe erreichen. Hier werden ebenfalls 1 – 2 ml infiltriert.

Injektion an die Articulatio sacrococcygea

Im Sitzen mit starker Vorbeugung oder in Seitlage mit angehockten Beinen tastet man zu Beginn der Rima ani die Cornua sacralia. Ca. 0,5 cm kaudal erfolgt in der Mittellinie senkrecht zur Haut der Einstich der 4 cm langen Nadel. Nach Anlage einer Quaddel werden nach rechts und links jeweils 1 – 2 ml infiltriert, nachdem die Nadel in ca. 0,5 – 1,5 cm Tiefe Knochenkontakt hatte. Die Injektion soll ohne großen Widerstand erfolgen. Die Reizung des Periostes ist zu vermeiden. Mit dieser Injektion werden sowohl das Gelenk zwischen Kreuzbein und Steißbein erreicht als auch die Ligamenta sacrococcygea dorsalia et lateralia.

Material

5 ml-Spritze
4 – 6 cm lange Kanüle
Procain 1 %, pro Injektion 1 – 3 ml.

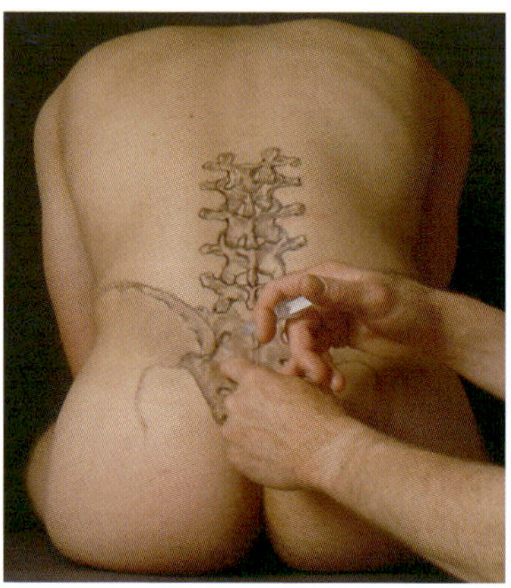

Abb. 78: Injektion in die Kreuzdarmbeinfuge und die Ligg. sacroiliaca dorsalia et interossea

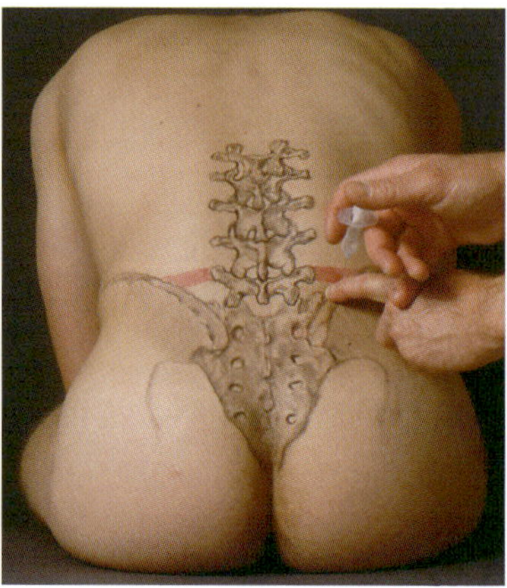

Abb. 79: Injektion in das Lig. iliolumbale

Injektion an den lumbalen Grenzstrang

Indikationen

- Chronische und akute Lumbalgie
- arterielle Durchblutungsstörungen des Beckens und der Beine
- Dysbasien
- Versuch bei „Restless legs"
- Phantomschmerz
- Ulcus cruris
- Varikoses
- Thrombose
- Thrombophlebitis
- postthrombotisches Syndrom
- Lymphödem der unteren Extremität
- einseitige Krämpfe der unteren Extremität
- M. Sudeck
- Versuch bei Polyneuropathie der unteren Extremität

Anatomie

Der lumbale Grenzstrang hat seine präganglionären Kerngebiete im unteren thorakalen und oberen Lendenmark im Nucleus intermediolateralis. Es bestehen im Gegensatz zum thorakalen Grenzstrang individuell erhebliche Unterschiede in der Anordnung der lumbalen Grenzstrangganglien.
Die Lendenwirbelsäule mit den dazugehörigen Gefäßen, Gelenken, Kapseln, Bändern, Muskulatur, der Haut und der Hautanhangsgebilde sowie die gesamten Gewebsstrukturen der unteren Extremität mit Ausnahme des Gelenkknorpels bilden das sympathische Versorgungsgebiet des lumbalen Grenzstranges. Nach Clara ist der lumbale Grenzstrang häufig in mehrere Stränge gespalten, wobei die Ausbildung der Ganglien sowie deren Anzahl in diesem Fall verringert erscheint. Es bestehen über die R. transversi ausgeprägte Rechts-links-Verbindungen. Von den oberen drei Lendensegmenten ziehen ohne Umschaltung in paravertebralen Ganglien präganglionäre Fasern als Nn. splanchnici lumbales zu dem vor der Aorta gelegenen prävertebralen Plexus.

Injektionstechnik

Beim sitzenden, leicht nach vorne geneigten Patienten wird der Dornfortsatz von L3 und L2 aufgesucht. 5 cm (ca. 3 QF) lateral der Mittellinie erfolgt mit der 8 – 12 cm langen Nadel der Einstich in Höhe der Halbierenden der Dornfortsätze L2 und L3.
Die ca. 25 ° zur Mittellinie zeigende Nadel wird nach Anlage einer Quaddel vorgeschoben. Knochenkontakt bei ca. 4 – 5 cm bedeutet Kontakt mit dem Querfortsatz L3, unter dem die Kanüle vorbeizuschieben ist.
Je nach Körpergröße stößt man nach 7 – 8 cm erneut tangential auf Knochen (Wirbelkörperseitenfläche), an dem die Nadel tangential um weitere 1 – 2 cm vorbeigeschoben werden muss. Jetzt liegt die Nadelspitze an der ventrolateralen Rundung des Wirbelkörpers. Nach zweimaliger Aspiration und negativer Ansaugprobe werden 3 – 5 ml infiltriert. Bei Aspiration von Blut Korrektur der Nadel.

Material

5 ml-Spritze
8 – 12 cm lange Nadel
Procain 1 %, pro Injektion 3 – 5 ml.

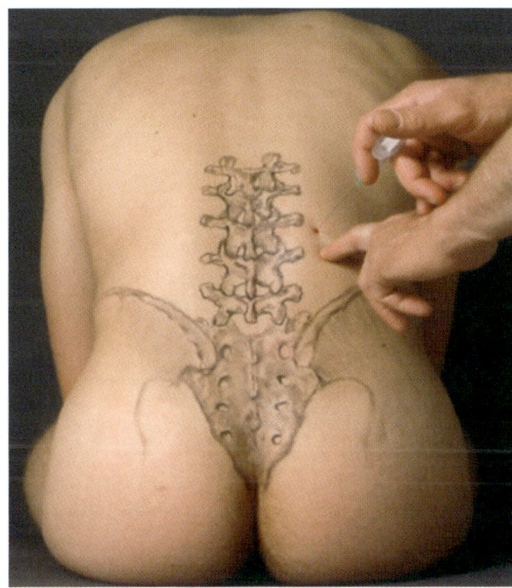

Abb. 80: Sitzposition und Einstichpunkt

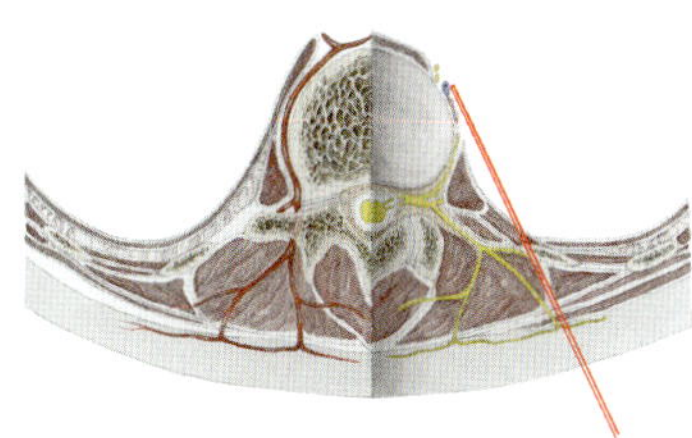

Abb. 81: Nadellage vor Injektion

Injektion in den sakralen und lumbalen Epiduralraum

Indikationen

- Chronische Lumbalgie
- chronische Ischialgie
- Prostatitis
- Adnexitis
- Zystitis, Prostatahyperplasie
- Durchblutungsstörungen der unteren Extremität
- Erfrierungen
- Ulcus cruris
- Sudeck-Dystrophie
- Phantomschmerz der unteren Extremität
- chronische Osteomyelitiden im Bereich des Beckens und der unteren Extremität
- Herpes zoster
- Thrombophlebitiden
- postthrombotisches Syndrom
- M. Raynaud
- chronisch-schmerzhafte Zustände nach Verletzungen der LWS und des Os sacrum
- Diszitis
- Schmerzen bei Metastasen im Bereich der Wirbel und des Spinalkanals

Anatomie

Als epiduraler oder periduraler Raum wird der vom Periost der Wirbelsäule und der Dura mater abgegrenzte Raum des Wirbelkanals bezeichnet. Dieser Periduralraum ist gefüllt mit Binde- und Fettgewebe, den zu- und ableitenden Gefäßen für das Rückenmark, der Cauda equina sowie der Dura mater und dem Bandapparat innerhalb des Wirbelkanals. Wichtig für die Neuraltherapie ist die sympathische Innervation des Periostes der Wirbel, der Dura mater und der Gefäße im Wirbelkanal, die über den R. communicans griseus aus der dorsalen sympathischen Wurzel stammenden Ast (R. dorsalis) erfolgt. Die früher bestehende Vermutung, dass im Bereich des periduralen Raums bereits die vordere und hintere Wurzel des Rückenmarks erreichbar seien, hat sich als falsch erwiesen (Buchholz und Lesse), da die Dura mater als Umhüllung bis einschließlich zum Spinalganglion reicht und erst direkt dahinter die lockere Bindegewebsumhüllung des Spinalnervs beginnt. So ist der Spinalnerv mit seinen Faseranteilen vom Lokalanästhetikum erst distal vom Spinalganglion erreichbar. Das im Rahmen der Neuraltherapie benutzte Procain 1% ist nicht in der Lage, eine vollwertige Periduralanästhesie zu erzeugen, die auch nicht angestrebt wird. Erreicht werden sollen lediglich die markarmen vegetativen Fasern des Sympathikus im Periduralraum. Dies ist gleichzeitig der Hintergrund der peri- und epiduralen Infiltration zu therapeutischen Zwecken außerhalb der zu Operationen angestrebten Anästhesie.

Über die Infiltration des periduralen Raumes wird der R. dorsalis des Sympathikus erreicht. Durch die Sympathikolyse der periduralen Gefäße kommt es zu einer besseren Durchblutung des Rückenmarks und der Cauda equina und zu einer Unterbrechung der schmerzleitenden Afferenzen der Dura mater und des Periostes der Wirbel. Der Hauptteil des Sympathikus wird erst erreicht, wenn das Lokalanästhetikum über die Foramina intervertebralia direkt hinter dem Spinalganglion auf den Spinalnerv trifft. Erst dort liegt dieser außerhalb der Duraumscheidung.

Die Infiltrationen des sakralen Epiduralraumes

Die Spinalganglien liegen innerhalb des sakralen Wirbelkanals bei der SWS. Die Durascheide, die die Cauda equina umhüllt, endet normalerweise in Höhe des zweiten Sakralwirbels, kann jedoch auch gelegentlich bis zum vierten Sakralwirbel hinunterreichen.

Das Füllungsvolumen des Sakralkanals ist recht unterschiedlich und liegt zwischen 12 und 65 ml, was für die Abschätzung der geplanten Infiltrationsmenge bedeutsam ist (Killian und Nolte). So ist, je nach individueller Gestaltung des Sakralbinnenraums, ab 10–15 ml Infiltrationsmenge mit einer Beteiligung auch des lumbalen Epiduralraumes zu rechnen. Soll der Epiduralraum oberhalb S 1 erreicht werden, so erhöht sich die Injektionsmenge. 20 ml erreichen das Segment L5, 25 ml werden bis zum Segment Th12 erforderlich und 30 ml erreichen etwa das Thorakalsegment Th8– Th9. Da für die Infiltration des Epiduralraumes zu neuraltherapeutischen Zwecken Procain 1 % oder 0,5 % (ab 10 ml Gesamtmenge) verwendet wird, ist mit einer Anästhesie und Ausschaltung der motorischen Faseranteile nicht zu rechnen.

Injektion in den lumbalen Epiduralraum

Ziel der Injektion ist die afferente wie efferente Sympathikolyse durch Procain. Es wird damit zum einen der mit den Spinalnerven ziehende Anteil erreicht wie auch der perivaskuläre Anteil, der u. a. die Blutversorgung im Wirbelkanal steuert.

Abb. 82: Topographie der Lumbal- und Sakralregion

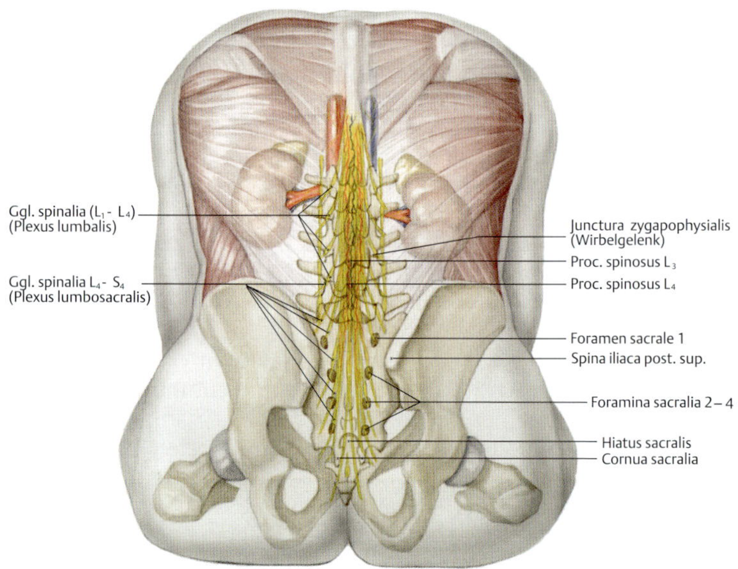

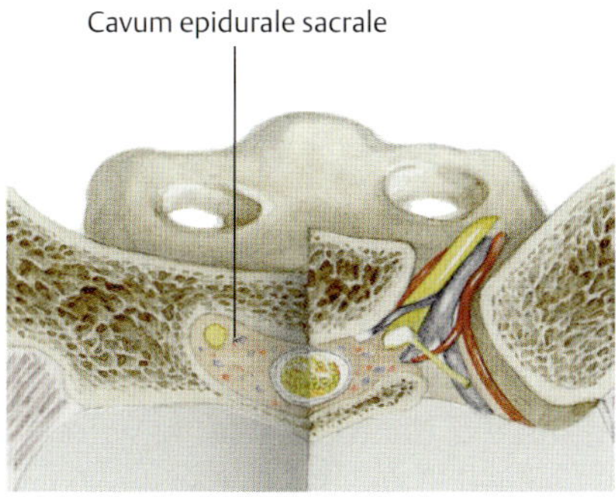

Abb. 83: Sakraler Epiduralraum

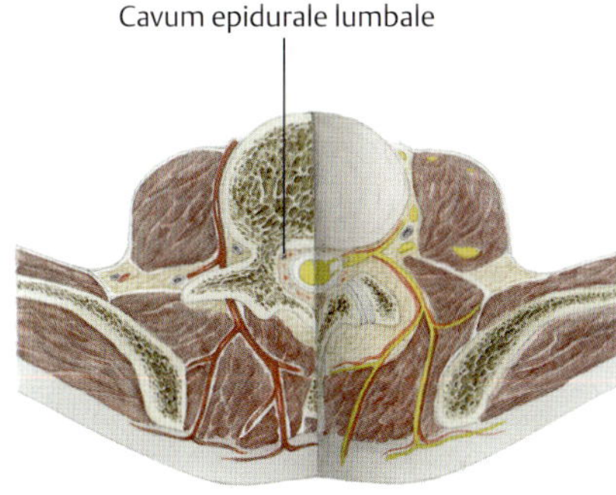

Abb. 84: Lumbaler Epiduralraum

Injektionstechnik

Lumbale epidurale Infiltration (nach *Dogliotti*)

Vorteil dieser periduralen Infiltration ist, dass mit geringen Mengen Procain (max. 5 ml) gearbeitet werden kann. Nachteilig ist die etwas schwierigere Technik, da im Lendenbereich der Periduralraum zwischen Ligamentum flavum und der Dura mater nur ca. 1 – 3 mm breit ist.
Nach Markieren der Dornfortsätze der geplanten segmentalen Höhe (z. B. Dornfortsatz L3/L4) und subtiler Hautdesinfektion wird die 6 cm lange Kanüle beim sitzenden, nach vorne leicht gebeugten Patienten etwas unterhalb der Unterkante des oberen Dornfortsatzes senkrecht zur Haut streng median eingestochen. Nach Anlage einer Quaddel wird die Kanüle langsam unter leichter Infiltration vorgeschoben.
Die aufgesetzte 5 ml-Spritze soll 5ml Kochsalz enthalten. Es müssen drei Bandstrukturen durchstochen werden:

- das dünne Ligamentum supraspinale
- das Ligamentum interspinale (leicht erhöhter Injektionswiderstand)
- das Ligamentum flavum (leicht erhöhter Stichwiderstand und starker Injektionswiderstand)

Die Nadelführung beim Durchstechen des Ligamentum flavum erfolgt beidhändig, wobei die linke Hand (beim Rechtshänder) auf dem Rücken des Patienten gestützt wird und die Nadel am Konus gefasst wird. Hiermit wird sicher verhindert, dass die Nadel nach Durchtritt durch das Ligamentum flavum ruckartig in den Wirbelkanal dringt. Der Eintritt der Nadelspitze kündigt sich durch plötzliches Nachlassen des Injektionswiderstandes an. Da mit Kochsalz infiltriert wird, ist eine versehentliche Spinalanästhesie ausgeschlossen. Nach zweimaliger Aspiration unter Drehung der Nadel um 180° erfolgt der Wechsel der 5 ml-Spritze, diesmal mit Procain 1 % gefüllt, die nochmalige Aspiration in zwei Ebenen und bei negativer Ansaugprobe die langsame Infiltration von 5 ml.

Sakrale epidurale Infiltration (nach *Cathelin* und *Sicard*).

Lagerung: Knie-Ellenbogenlage, Bauchlage mit 20 – 30 cm angehobenem Becken, Seitenlage mit angehockten Beinen, Sitzen mit verstärkter Vorneigung des Oberkörpers.

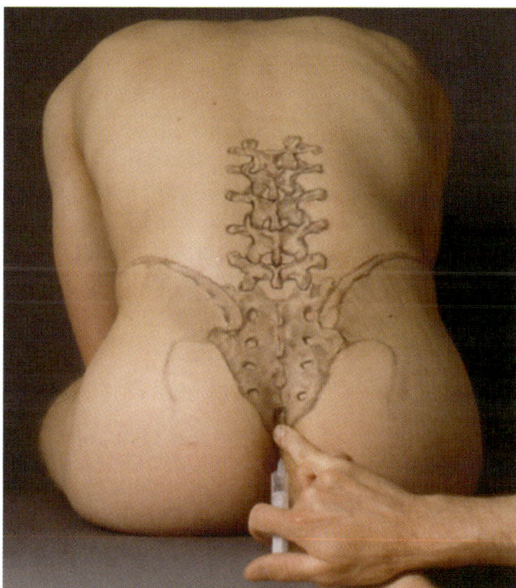

Abb. 85: Injektion in den sakralen Epiduralraum

Die palpatorische Identifikation des Hiatus sacralis erfolgt über das Tasten der sakralen Dornfortsatzlinie, um die nicht seltenen Anomalien des Hiatus sacralis zu berücksichtigen. Der normale Hiatus sacralis findet sich unmittelbar unterhalb des Dornfortsatzes S 4 (ca. 34 %, bei ca. 19 % der Patienten etwas tiefer, bei ca. 47 % oberhalb von S 4). Die zweite sicher tastbare Struktur sind die Cornua sacralia beidseits etwas unterhalb des Dornfortsatzes S 4. Im Normalfall tastet der untersuchende Finger direkt unterhalb des Dornfortsatzes S 4 eine leichte federnde Membran (Ligamenta sacrococcygea dorsalia superficialia). Nach gründlicher Hautdesinfektion erfolgt in der Höhe der Cornua sacralia streng median der Einstich mit einer 6 cm langen Kanüle im Winkel von ca. 45 ° zur Haut. Nach Anlage einer Quaddel wird die vor der Injektion am Konus ca. 30 °

abgewinkelte Kanüle durch die Ligamenta sacrococcygea dorsalia superficialia hindurchgeschoben. Dabei ergibt sich ein deutlich erhöhter Widerstand, der nach 2 – 3 mm plötzlich nachlässt, wobei die Kanüle um weitere 20 – 30° nach kranial gerichtet etwa 2 cm weiter vorgeschoben wird. Nach zweimaliger negativer Aspiration die langsame Infiltration von 5 – 30 ml je nach geplanter Infiltrationshöhe: 5 ml für S 4 – S 3, 10 ml für S 4 – S 2, 15 ml für S 4 – S 1, 20 ml für S 4 – L5, 25 ml für S 4 – L1, 30 ml von S 4 – Th8 – 9. Ein weiteres Vorschieben der Kanüle im Sakralkanal ist zu vermeiden, um eine Verletzung der Dura mater zu umgehen, die in der Regel bis in Höhe S 2 reicht, gelegentlich jedoch auch bis S 4 reichen kann. Die Injektion erfolgt langsam, wobei lediglich ein leichtes Druckgefühl beim Patienten entstehen darf. Der Zeigefinger der freien Hand wird direkt oberhalb der Kanüle auf den Hiatus sacralis gelegt. Liegt die Kanüle nicht im Sakralkanal, tastet man sofort subkutan das hervorströmende Medikament. Wird Blut aspiriert, kann nach Korrektur der Nadellage und erneuter Aspiration weiter infiltriert werden. Bei der Aspiration von Liquor wird die Nadel entfernt und die Injektion einige Tage später erneut vorgenommen.

Auftreten von Schmerzen bei der Injektion

Kommt es bei der Infiltration zu starken Schmerzen und ist der Injektionswiderstand sehr hoch, liegt die Nadel im Ligamentum sacrococcygeum dorsale profundum, der Fortsetzung des Ligamentum longitudinale posterius. In diesem Falle muss die Nadel um ca. 1 – 2 mm zurückgezogen werden.

Material

5 ml-Spritze
6 cm-Kanüle
Physiologische Kochsalzlösung
Procain 1 %
sakrale Epiduralinfiltration: 5 – 25 ml
lumbale Epiduralinfiltration: 5 ml.

Abb. 86: Topographie zur Injektion in den sakralen Epiduralraum

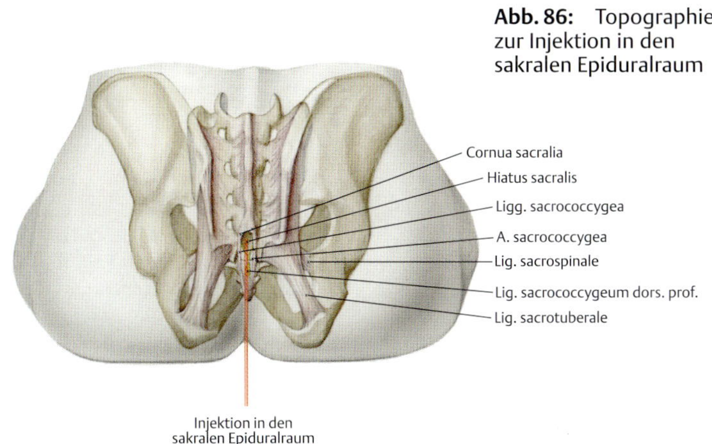

Abb. 87: Querschnitt mit epiduraler Nadellage

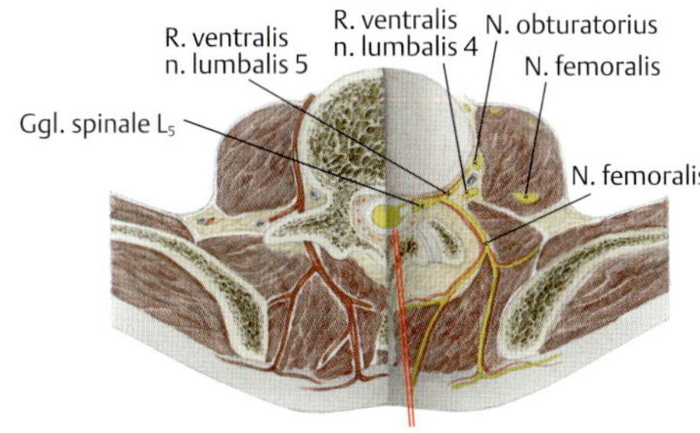

Injektion an den Nierenhilus und den Plexus renalis

Indikationen

- Akute und chronische Pyelonephritis
- Nephrolithiasis
- Nierenkolik mit und ohne Steinnachweis
- Hydronephrose
- Versuch bei Nierenfunktionsstörungen (Oligurie, Anurie)
- unklare Flankenschmerzen
- Versuch bei Funktionsstörungen der Testes und Ovarien.
- Versuch bei nephrogenem Hypertonus

Anatomie

Die Nieren liegen beidseits der Wirbelsäule im retroperitonealen Raum in Höhe des 11. Brust- bis 3. Lendenwirbels. Die rechte Niere ist um ca. 2 cm kaudaler gelegen als die linke. Der Nierenhilus mit seinen zu- und abführenden Gefäßen sowie dem Nierenbecken-Harnleiterübergang liegt normalerweise in Höhe des Wirbelkörpers L1 – L2, also etwa in Höhe des Dornfortsatzes L1. Der sympathische Plexus renalis mit Faseranteilen aus dem Ganglion coeliacum, dem Plexus aorticus abdominalis sowie dem N. splanchnicus minor und N. splanchnicus imus, dem lumbalen Grenzstrangganglion und dem N. vagus, mit der A. renalis verläuft. Eintrittspforte ist der Nierenhilus zur Versorgung des Nierengewebes, des Nierenhohlraumsystems und des Harnleiters. Die Region des Nierenhilus ist der Ort der Injektion, um über die in diesem Bereich gut erreichbaren sympathischen Efferenzen und Afferenzen eine verbesserte Zirkulation der Niere und auch eine Reduktion der im Krankheitsfalle gereizten Afferenzen zu erreichen. Gleichzeitig wird eine therapeutische Beeinflussung der Hoden und Ovarien über den Plexus testicularis bzw. Plexus ovaricus möglich, da dieser Plexus einen Teil seiner sympathischen Fasern aus dem Plexus renalis erhält.

Injektionstechnik

Beim sitzenden, leicht nach vorne gebeugten Patienten Tasten des Dornfortsatzes von L1. 3 QF lateral (ca. 5 cm) erfolgt der Einstich mit einer 8 cm langen Nadel. Nach Anlegen einer Quaddel wird die Nadel langsam vorgeschoben, wobei die Stichrichtung ca. 5 ° nach kranial und ca. 5 ° nach medial erfolgen soll. Stößt man bei 4 – 5 cm auf Knochen, liegt die Nadel zu weit medial am Querfortsatz von L2, über den die Nadel hinweggleiten sollte. Die Einstichtiefe liegt je nach Körpergröße bei 6 – 8 cm. Geht man infiltrierend vor, fließt das Medikament nach Überwindung des Muskelwiderstandes der autochthonen Rückenmuskulatur und des in Höhe L1 nur ca. 2 cm dicken M. psoas major sowie der den Retroperitonealraum angrenzenden Muskelfaszie ohne großen Stempeldruck. Die Nadelspitze liegt nun in Höhe des Nierenhilus. Nach zweimaliger negativer Aspiration werden 5 ml langsam infiltriert. Der Patient gibt evtl. ein leichtes Druckgefühl in der Lendengegend an. Schmerzen entstehen bei Berührung der fibrösen Nierenkapsel durch die Nadel.

Material

5 ml-Spritze
8 cm lange Nadel
Procain 1 %, pro Injektion 5 ml.

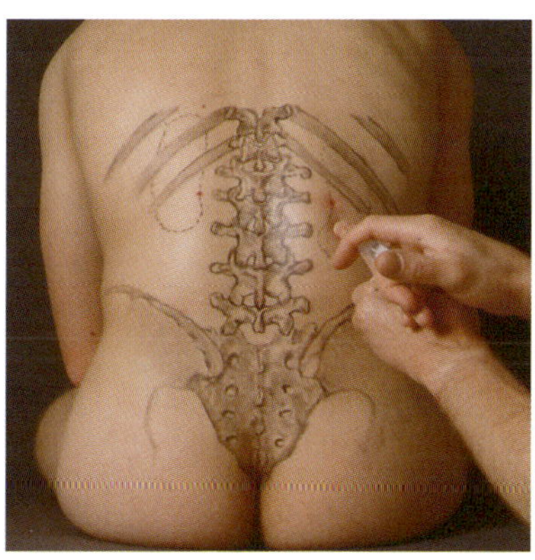

Abb. 88: Injektion an den Hilus renalis, Plexus renalis

Abb. 89: Topographie zur Injektion an den Hilus renalis

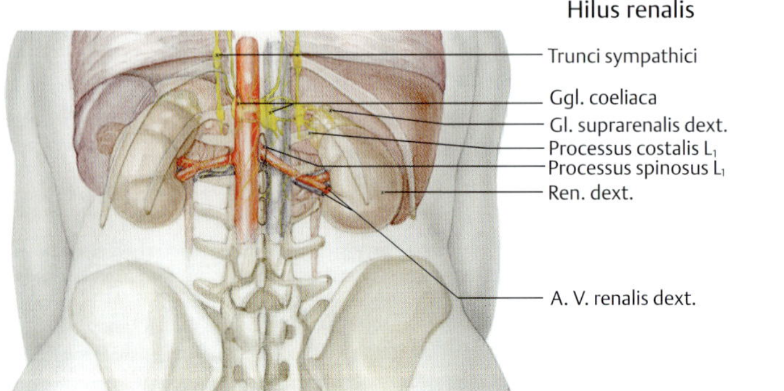

Abb. 90: Topographie zur Injektion an den Hilus renalis, Querschnitt in Höhe L_2

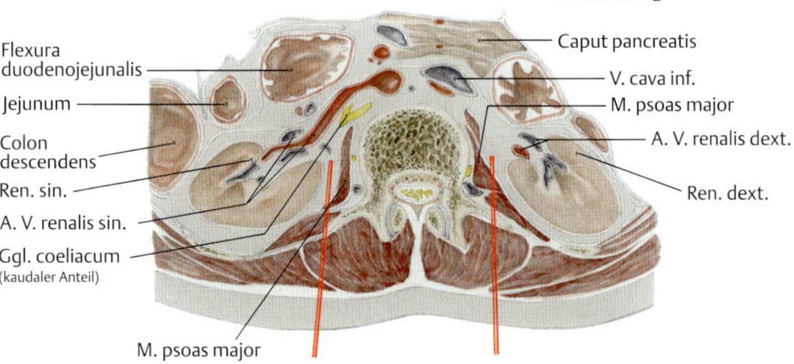

Injektion an das Ganglion coeliacum und den N. splanchnicus major et minor

Indikationen

- Chronische Verdauungsstörungen (Obstipation, Durchfälle)
- chronisch und akut entzündliche Erkrankungen des Magen-Darm-Traktes
- Ulcus ventriculi et duodeni, Pylorospasmus
- Achalasie
- Refluxösophagitis
- Gastritis
- chronische Übelkeit
- Pankreatitis
- chronische Pankreasinsuffizienz
- Hepatitis (toxische, virale)
- toxische Hepatose
- Gallesekretionsstörungen
- Fettstoffwechselstörungen
- Cholezystitis
- Cholangitis
- Gallenblasenhydrops
- Gallenkolik
- Gallensteinerkrankung
- „Postcholezystektomie-Syndrom"
- bakterielle und virale Entzündungen des Magen-Darm-Traktes
- Versuch bei Nahrungsmittelunverträglichkeiten (Fett-, Milchprodukte, intestinale Intoxikationen, Nahrungsmittelallergien)
- M. Crohn (nach Störfeldexploration)
- Colitis ulcerosa (nach Störfeldexploration)
- Divertikulitis, Divertikulose
- entzündliche und degenerative Erkrankungen des Urogenitalsystems
- funktionelle Beschwerden des Urogenitalsystems
- chronisch rezidivierendes Erbrechen
- Schwangerschaftstoxikose
- hepatorenales Syndrom
- Tumorschmerzen des Bauchraumes

Anatomie

Das Ganglion coeliacum ist das stärkste Geflecht des vegetativen Systems. Es liegt dem proximalen Schenkel der Aorta abdominalis auf, diese teilweise rechts und links hufeisenförmig umgreifend. Dabei kommt der rechte Anteil des Ganglion coeliacum zum Teil in Kontakt mit der dorsomedialen Wandung der V. cava inferior, so dass dieses Ganglion beidseits von dorsal mit der Injektionsnadel erreichbar wird (nach Symington).
Die sympathischen Zuläufe und Abläufe zum Ganglion coeliacum stammen aus Th5–Th9 (N. splanchnicus major) und Th10–Th11

(N. splanchnicus minor). Die präganglionären Efferenzen werden zum Teil im Ganglion coeliacum umgeschaltet, zum Teil in den intramuralen Ganglien des Intestinums. Die sympathischen Afferenzen nehmen denselben Verlauf. Ihre Umschaltung erfolgt in den Spinalganglien. Die Nn. splanchnici verlaufen paravertebral bis in Höhe des Überganges von Th12/L1, wo sie nach Durchtritt durch das Zwerchfell in das Ganglion coeliacum einstrahlen. Der erste Lendenwirbel ist der Orientierungspunkt für die Injektion an das Ganglion coeliacum wie auch an die Nn. splanchnici.
Das Ganglion coeliacum ist kein rein sympathisches Ganglion, sondern erhält parasympathische Zuläufe aus dem N. vagus, dessen Rr. coeliaci hinter dem Magen im Verlaufe der A. gastrica sinistra zum Ganglion coeliacum ziehen und von dort mit sympathischen Fasern zu Pankreas, Milz, Leber, Dünndarm, Niere und Nebenniere gelangen.
Die Injektion eines Lokalanästhetikums an das Ganglion coeliacum hat eine partielle oder vollständige Unterbrechung sowohl sympathischer als auch parasympathischer Afferenzen und Efferenzen zur Folge.

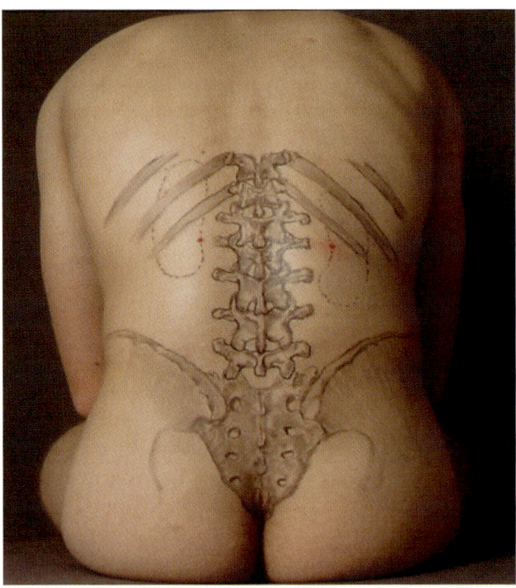

Abb. 91: Injektion an das Ggl. coeliacum und die N. splanchnici, Einstichpunkte

Injektionstechnik

Beim sitzenden, leicht nach vorne gebeugten Patienten Tasten der Dornfortsätze L1 sowie der 12. Rippe. Je nach Körpergröße erfolgt mit der 8 – 12 cm langen Kanüle der Einstich senkrecht zur Haut fingerbreit unterhalb der Dornfortsatzunterkante L1, ca. 5 cm lateral (3 QF) rechts oder links der Medianen. Nach Anlage einer Quaddel wird die Nadelspitze ca. 10 – 20° medianwärts und ca. 20° kranialwärts und unter leichtem Stempeldruck langsam vorgeschoben. Der Patient sollte dabei nur flach atmen, um große Zwerchfellbewegungen zu vermeiden. Ziel der Nadelspitze ist der vordere obere Anteil des ersten Lendenwirbelkörpers, der zwischen 7 und 10 cm tief liegt, je nach Körpergröße. Die Distanz von der Dornfortsatzspitze bis zur Wirbelkörpervorderkante beträgt zwischen 7 und 9 cm. Durch die schräge Nadelführung wird diese Distanz ca. 0,5 – 1 cm länger. Stößt die Nadel bereits bei 4–5 cm auf Knochen, wurde der Querfortsatz von L1 getroffen, unter dem die Nadel nach Korrektur durchgeschoben werden muss. Dabei kann es zu einem Blitzschmerz im Segment L1 kommen, durch Irritation des Spinalnervs L1.

Ab 6 – 7 cm (bei großen Patienten ab 8 – 9 cm) stößt man auf den lateralen kranialen Anteil des Wirbelkörpers von L1. Nach zweifacher Aspiration mit Drehung der Nadel um 180° werden hier 2 – 3 ml infiltriert, da die Nadelspitze in der Nähe der Nn. splanchnici liegt. Dabei fließt das Medikament gegen sehr geringen Widerstand. Anschließend wird die Nadel ca. 2 – 3 cm zurückgezogen, die konvergente Stichrichtung leicht verringert und anschließend um 3 – 4 cm erneut vorgeschoben, also insgesamt 1 cm tiefer. Jetzt liegt die Nadel unmittelbar in Höhe der Wirbelkörpervorderkante, rechts hinter der V. cava inferior, links dorsolateral der Aorta abdominalis. Nach nochmaliger zweifacher Aspiration mit Drehung der Nadel um 180° fließt das Medikament fast ohne Widerstand in das perivasale Retroperitoneum. Eine Injektionsmenge von 5 ml reicht für die partielle Zöliakum-Infiltration aus. Das Ganglion selbst liegt ca. 1 – 2 cm weiter ventral, anterolateral der Aorta abdominalis. Da das Ganglion coeliacum die Aorta von ventral leicht bogenförmig umlagert und die Aorta links der Medianen vor der Wirbelsäule liegt, ist die Distanz von der Nadelspitze zum linken Anteil des Ganglion coeliacum etwas kürzer als auf der Gegenseite bei gleicher Nadel-

führung zum rechten Anteil des Ganglion coeliacum. Weder beim Vorschieben der Nadel noch bei der Infiltration dürfen Schmerzen auftreten, lediglich leichte Druckgefühle in der jeweiligen Flankenregion bzw. im Verlaufe der autochthonen Rückenmuskulatur.
Der mit der Nadelspitze zu tastende Wirbelkörper von L1 ist zur Orientierung der Nadellage wichtig, da bei zu weit lateralem Vorschieben die Nebenniere oder Niere angestochen wird, was im zweiten Falle mit deutlicher Schmerzreaktion abläuft. In diesem Falle muss die Nadel zurückgezogen und nach medial korrigiert werden. Wird die Nadel zu weit nach ventral vorgeschoben, erscheint bei der Aspiration rechts dunkles und links helles Blut, was die intravenöse bzw. intraarterielle Nadellage anzeigt. Nach Zurückziehen der Kanüle kann bei negativer Ansaugprobe infiltriert werden. Das durch das Punktionsloch entstehende Hämatom im Retroperitoneum erlangt bei normalem Gerinnungsstatus keine klinische Relevanz. Eine Verletzung der Lunge durch zu steiles Vorschieben der Kanüle wird mit sofortigem Husten, sanguinolentem Sputum und der Ausbildung eines Pneumothorax unübersehbar. In diesem Falle sollte zur Sicherheit des Patienten die stationäre Beobachtung in einer chirurgischen Abteilung unter genauer Beschreibung der vorgenommenen Injektion erfolgen.

Abb. 92: Topographie zur Injektion an das Ggl. coeliacum

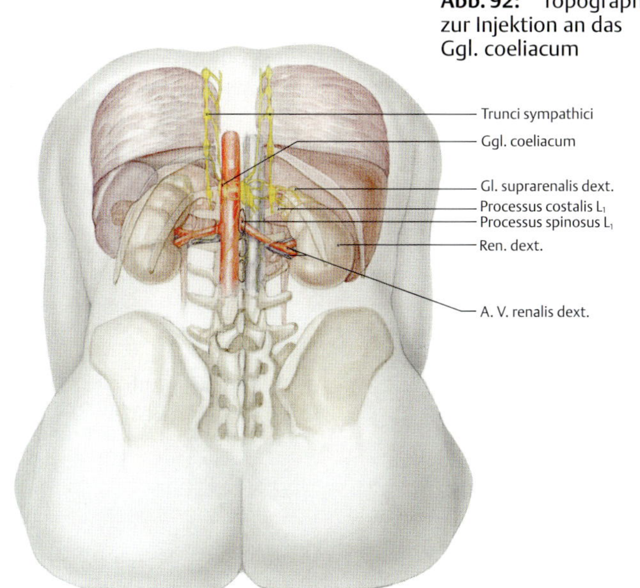

Abb. 93: Topographie zur Injektion an das Ggl. coeliacum, Transversalschnitt in Höhe der Oberkante von L_1

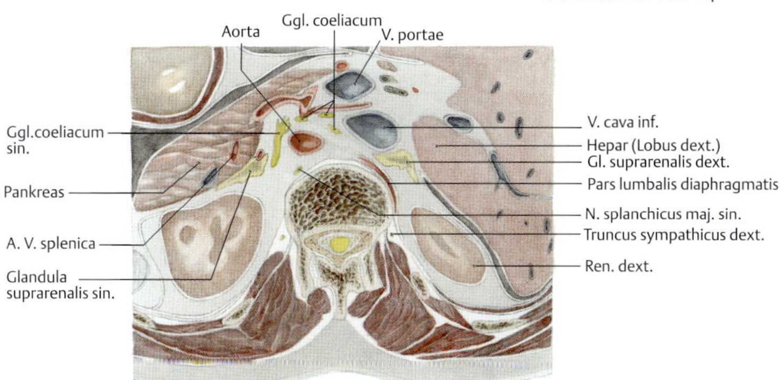

Hinweis: Bleibt das zu behandelnde Beschwerdebild von der ersten Injektion unbeeinflusst, sollte die Injektion an das Ganglion coeliacum unter Verwendung der doppelten Injektionsmenge (10 ml Procain) ein- bis zweimal wiederholt werden, um das Ganglion sicher zu erreichen.

Material

10 ml-Spritze
8 – 12 cm lange Kanüle
Procain 1 %, pro Injektion 5 – 10 ml.

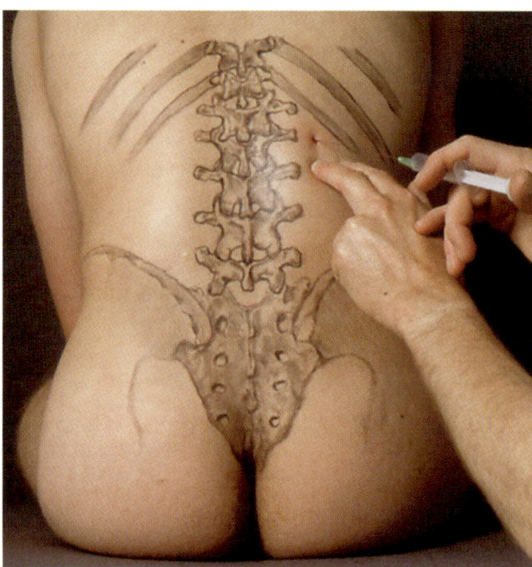

Abb. 94: Injektion an das Ggl. coeliacum re., Nadelführung

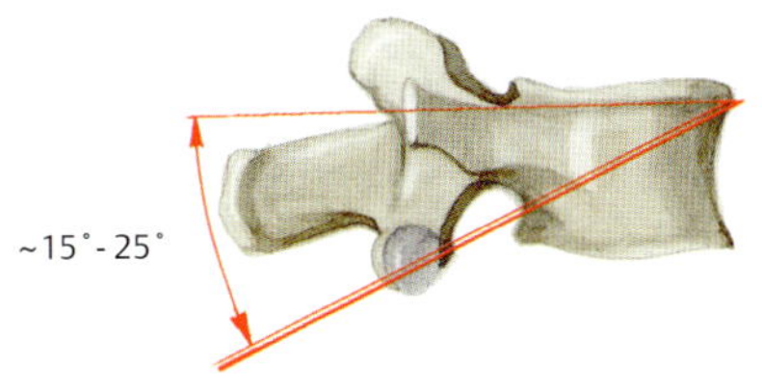

Abb. 95a: Nadelführung seitliche Ansicht

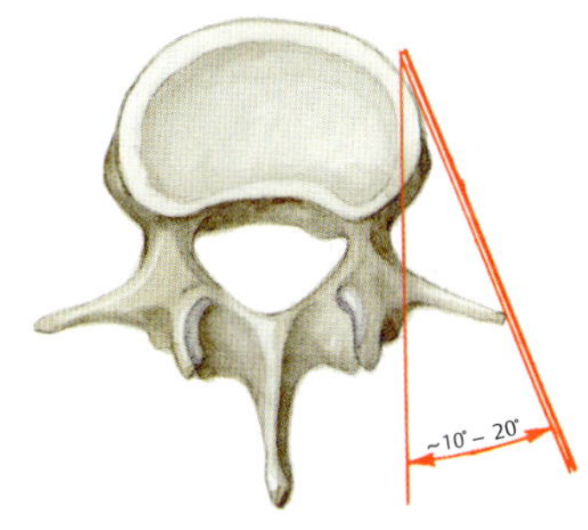

Abb. 95b: Nadelführung, sagittale Ansicht

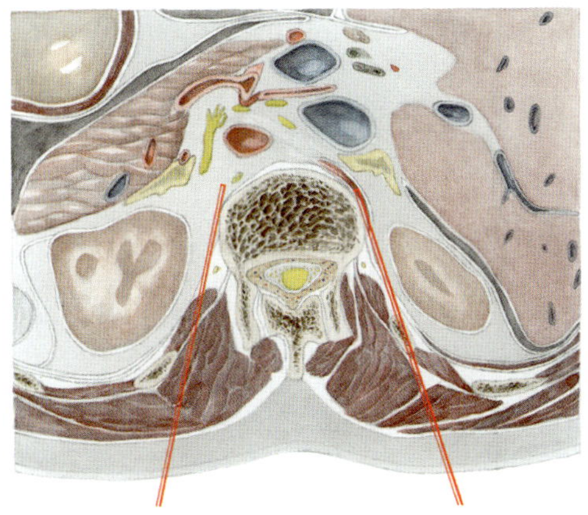

Abb. 96: Nadellage zur Injektion an das rechte und linke Ggl. coeliacum

Injektion an die Ausläufer des Plexus hypogastricus inferior (Plexus pelvinus)

Indikationen

Amenorrhö, Dysmenorrhö, Fertilitätsstörungen, „Pelvipathia vegetativa“, Endo- und Parametritis, Adnexitis (akut und chronisch), Kohabitationsbeschwerden, Funktionsstörungen des Genitale, Fluor vaginalis, klimakterische Beschwerden (Stimmungsschwankungen bis Depressionen, Adynamie, Schlafstörungen, „Hitzewallungen“), Prostatitis, Prostatahypertrophie
Zystitis (akut-chronisch, bakteriell, unspezifisch), Blasenfunktionsstörungen (Dysurie, Inkontinenz, Blasenentleerungsstörungen).
Beachte: Das „kleine Becken“ als Störfeld (z. B. nach Geburten, nach Operationen, nach Entzündungen)

Anatomie

Die vegetative Innervation des kleinen Beckens und seiner Organe erfolgt zum einen sympathisch über den mit der Aorta laufenden Anteil aus dem Plexus hypogastricus superior, der seine Fasern aus den lumbalen sympathischen Ganglien erhält; zum anderen aus den pelvinen paravertebralen Ganglien, die medial der Foramina sacralia pelvina liegen. Die sympathischen Kerngebiete liegen im unteren Thorakalmark und reichen bis zum Segment L2. Der parasympathische Anteil Nn. splanchnici pelvini deren Kerngebiete im Sakralmark zwischen S 2 und S 4 liegen verläuft mit den ventralen rami spinales. Die „Hauptsammelstelle“ dieser sympathisch-parasympathischen Nerven wird als „Plexus hypogastricus inferior“ oder „Plexus pelvinus“ bezeichnet und innerviert die Organe des kleinen Beckens sowie des äußeren Genitale. Durch die ausgeprägte Gefäßversorgung der Organe des kleinen Beckens ist weiterhin der vasal gebundene afferent wie efferent leitende Sympathikus erwähnenswert, der für die Durchblutung dieser Organe zuständig ist und mit der neuraltherapeutischen Injektion erreicht werden soll.

Abb. 97: Topographie des weiblichen Urogenitaltraktes

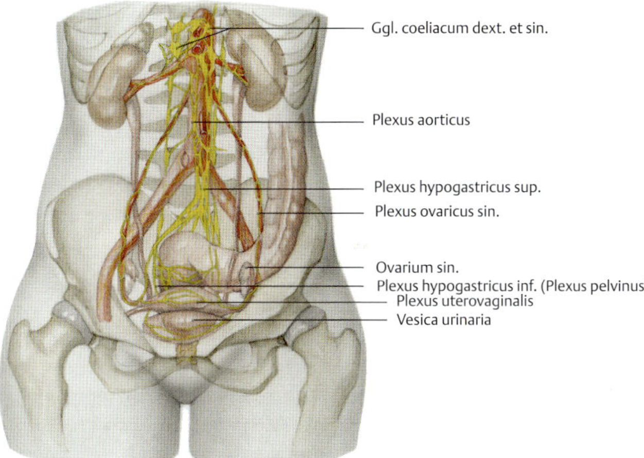

Abb. 98: Topographie des männlichen Urogenitaltraktes

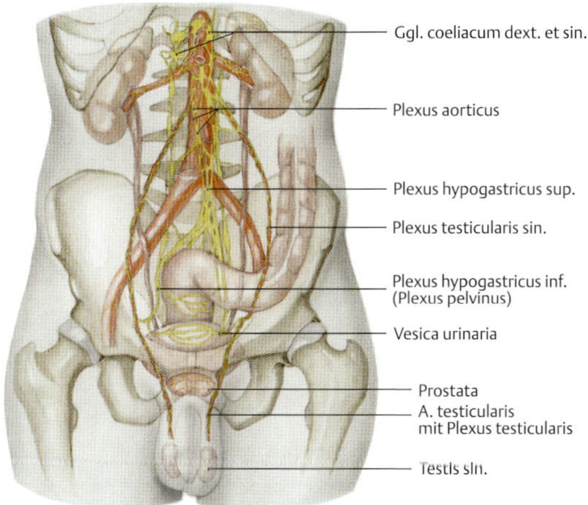

Injektion an die Ausläufer des Plexus uterovaginalis

Injektionstechnik

Suprapubischer Zugang

Tasten der Symphyse und des rechten und linken Tuberculum pubicum, an denen das Leistenband inseriert. Knapp fingerbreit kranial, gut fingerbreit medial der in Höhe des Leistenbandes tastbaren A. femoralis erfolgt senkrecht zur Haut der Einstich der 8 – 12 cm langen Nadel. Nach Anlage einer Quaddel wird die Nadel kranial des zur Symphyse übergehenden Schambeines möglichst ohne Knochenkontakt um ca. 10 – 20° nach kaudal und ca. 10 – 15° medianwärts gerichtet vorgeschoben. Unter leichtem Stempeldruck wird die Nadel in dieser Position je nach anatomischer Vorgegebenheit 7 – 11 cm tief eingestochen, bis die Patientin eine leichte Dysästhesie im Bereich der Harnröhre, der Blase und der Scheide angibt. Hier erfolgt die zweimalige Aspiration und Drehung der Nadel um 180° zum Ausschluss einer intravasalen oder intravesikalen Nadellage. Nach negativer Ansaugprobe werden nunmehr 3 – 5 ml Procain 1 % infiltriert und die Nadel entfernt. Bei Aspiration von Blut sollte die Nadellage korrigiert und nach erneuter negativer Aspiration infiltriert werden. Bei Aspiration von Urin sollte die Nadel und Spritze entfernt werden und die Injektion mit neuer Spritze wiederholt werden, wobei die Nadel dann nur gering (unter 5°) medianwärts gerichtet sein soll.

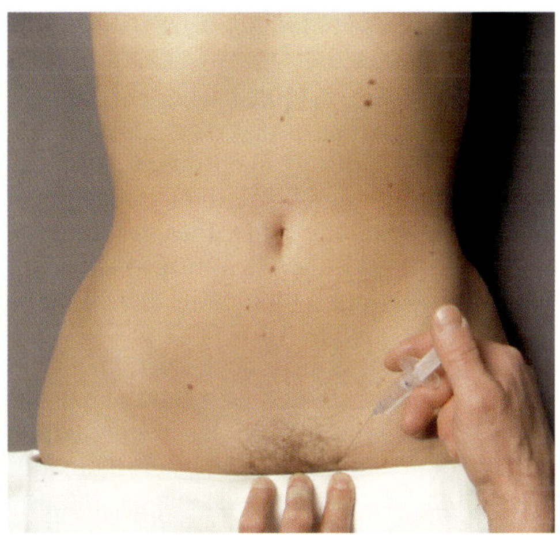

Abb. 99: Injektion an die Ausläufer des Plexus uterovaginalis im Bereich des Spatium uterovaginale

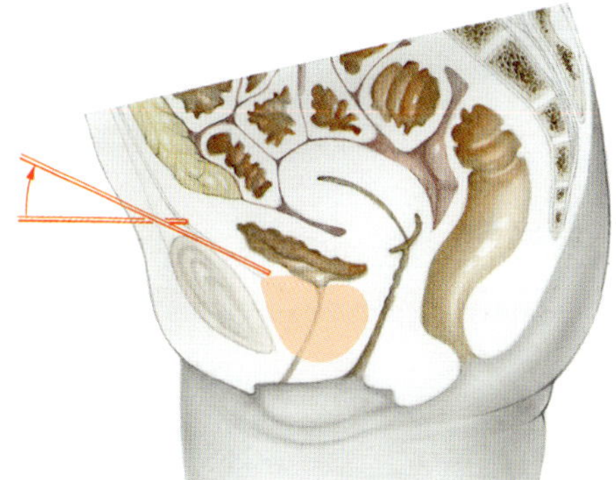

Abb. 100: Nadellage zur Injektion an die Ausläufer des Plexus uterovaginalis in Höhe des Spatium uterovaginale

Komplikationen

Die versehentliche Punktion der Blase ist klinisch bedeutungslos. Die Punktion einer Vene oder seltener einer Arterie erzeugt ein Hämatom im Spatium uterovaginale mit der gelegentlichen Folge eines mäßigen Druckgefühls im Bereich der Blase über einige Tage. Starkes Druckgefühl über mehrere Tage oder eine über mehrere Tage anhaltende Dysurie weist als so genanntes Reaktionsphänomen fast immer auf eine Störfelderkrankung des kleinen Beckens hin, so dass eine Störfelddiagnostik erfolgen sollte.
Bei unversehrter Anatomie ist eine intraperitoneale Nadellage bei obiger Injektionstechnik ausgeschlossen. Bei zu weit kranial gelegenem Einstich kann es zur Verletzung eines Astes der A. epigastrica superficialis kommen mit der Folge eines schmerzhaften Bauchdeckenhämatoms. Bei zu weit lateraler Nadellage ist die Verletzung der A. epigastrica inferior mit präperitonealem ausgedehntem Hämatom möglich, welches evtl. einer chirurgischen Sanierung bedarf. Die Verletzung der V. epigastrica inferior oder superficialis erzeugt bei normalem Gerinnungsstatus keine wesentliche Hämatombildung.
Auf die Beschreibung des transvaginalen Zugangs zu den Ausläufern des Plexus uterovaginalis wird verzichtet.

Material

5 ml-Spritze
8 – 12 cm lange Nadel, 0,6 – 0,8 mm Durchmesser
3 – 5 ml Procain 1 % pro Injektion.

Injektion an die Ausläufer des Plexus prostaticus, in die Prostata

Injektionstechnik

Suprapubischer Zugang

Tasten der Symphyse und des rechten und linken Tuberculum pubicum. Der Einstichpunkt der 8 – 12 cm langen Kanüle liegt knapp fingerbreit oberhalb des Tuberculum pubicum und gut fingerbreit medial der gut tastbaren A. femoralis. Die Injektion erfolgt zunächst senkrecht zur Haut nach Anlage einer Quaddel. Unter leichtem Stempeldruck wird die Nadel oberhalb des Os pubis an diesem vorbei und dann ca. 10 – 20° nach kaudal und 10° nach medial gerichtet in die Tiefe vorgeschoben, bis der Patient einen leicht brennenden Schmerz in der Glans penis angibt. Nunmehr liegt die Nadel direkt an der Prostata. Nach zweimaliger Aspiration und Drehung der Kanüle um 180° werden bei negativer Ansaugprobe 3 – 5 ml Procain 1 % infiltriert. Wird die Nadel in gleicher Position noch ca. 1 cm weiter vorgeschoben, wird die Prostata punktiert, was sich am deutlich erhöhten Stempeldruckwiderstand sowie an einem verstärkten Ziehen in der Glans penis zeigt. Im Falle der parenchymatösen Prostatainfiltration sollte die Injektionsmenge ca. 1 – 2 ml betragen. Diese Injektion sollte sehr langsam erfolgen, da sonst beim Injektionsvorgang verstärkt Schmerzen auftreten.

Komplikationen

Fördert die Aspiration Blut, muss die Nadel leicht verlagert werden, bevor nach erneuter negativer Aspiration injiziert wird. Die Aspiration von Urin zeigt die versehentliche Blasenpunktion an. In diesem Falle werden Spritze und Kanüle entfernt und die Injektion mit neuem Instrumentarium wiederholt.

Bei der ausgeprägten venösen Gefäßversorgung des die Prostata umgebenden Bindegewebes ist sicherlich die Ausbildung eines Hämatoms häufig, jedoch klinisch unbedeutend. Ein leichtes Druckge-

fühl in der Blasenregion kann durch ein solches Hämatom verursacht werden.
Erfolgt die Injektion in die Prostata, soll der Patient auf eine evtl. folgende leichte Blutung aus der Harnröhre oder ein blutiges Ejakulat hingewiesen werden. Eine therapeutische Konsequenz ergibt sich hieraus nicht.
Auf die Beschreibung der Injektion an oder in die Prostata auf perinealem Wege oder transrektalem Wege wird verzichtet. Dieser Injektionsweg ist den in der Urologie ausgebildeten Medizinern geläufig. Er ist deutlich aufwendiger und für den Patienten unangenehmer. Ein besseres diagnostisches oder therapeutisches Resultat ergibt sich im Vergleich zur suprapubischen Injektionstechnik nicht.

Material

5 ml-Spritze
8 – 12 cm lange Kanüle (0,6 – 0,8 mm Durchmesser)
Procain 1 %, 1 – 5 ml pro Injektion.

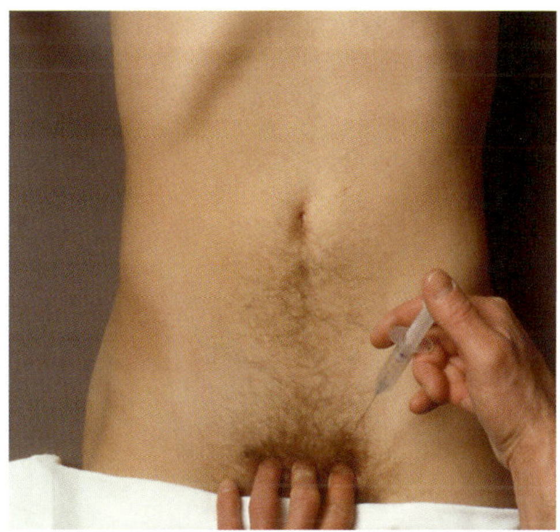

Abb. 101: Suprapubische Injektion an den Plexus prostaticus, in die Prostata

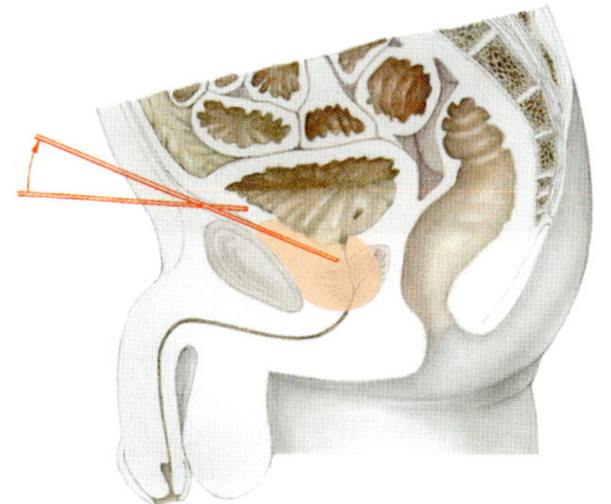

Abb. 102: Nadellage zur Injektion an den Plexus prostaticus, in die Prostata

Injektion an Schultergelenk und Schultergürtel

Indikationen

- Frische und alte Verletzungen des Schultergelenkes (bei fehlender Indikation zur Operation)
- akute (nicht bakterielle) und chronische Entzündungen des Schultergelenkes
- degenerative Erkrankungen
- posttraumatische (auch postoperative) Beschwerden des Schultergürtels
- entzündliche und degenerative Erkrankungen des Kapsel-Band-Apparates sowie der Sehnenansätze und Schleimbeutel

Anatomie

Das Schultergelenk ist ein Kugelgelenk mit dem größten Bewegungsumfang aller Gelenke. Dies ist gewährleistet durch eine in Relation zum Humeruskopf relativ kleine flache Gelenkpfanne. Daraus resultiert die Notwendigkeit einer guten muskulären Führung und einer kräftigen Gelenkkapsel. Durch die durch synchrone Gleitbewegungen des Schulterblattes mögliche umfassende Stellungsänderung der Gelenkpfanne ist der Gesamtbewegungsumfang des Schultergelenkes gut „abgepuffert" und gleichzeitig erheblich erweitert. Funktionell gehören die Gelenke des Schlüsselbeines zwischen Brustbein und Schulterblatt zum Schultergelenk hinzu. Das als „Spurstange" fungierende Schlüsselbein gewährleistet eine der Muskulatur entgegengesetzte Stabilisierung des Schultergelenkes zum Rumpf.
Die Gefäßversorgung des Schultergelenkes besteht in den Aa. circumflexae humeri anterior et posterior. Mit den Gefäßen zieht der perivasale Sympathikus zu sämtlichen vom arteriellen System versorgten Schultergelenksstrukturen außer dem Gelenkknorpel.
Die sensible Versorgung des Schultergelenkes ist sehr vielschichtig und geht aus den Rr. articulares vom N. axillaris (C5/C6), N. musculocutaneus (C5 – C7), N. subscapularis (C4 – C6) und N. suprascapu-

laris (C5/C6) hervor. Mit diesen somatosensiblen Nerven ziehen ebenfalls sympathische Fasern zu den sensibel versorgten Gewebestrukturen des Schultergelenkes.

Injektionstechnik

Vor Beginn der Injektion an tiefer gelegene Strukturen des Schultergelenkes und des Schultergürtels sollte die Anlage einer Quaddelserie erfolgen im Bereich der Schulter (vornehmlich im Dermatom C4 und C5).

Injektion in den subakromialen Raum (Supraspinatussehne, Bursa subacromialis, kraniale Gelenkkapsel)

Bei herabhängendem Arm Tasten des dorsalen Randes des Akromions. 1 QF medial der lateralen Begrenzung des Akromions und knapp 1 QF kaudal ist der Einstichpunkt der 6 cm langen Nadel, die in streng sagittaler Richtung durch den M. deltoideus dann leicht schräg (ca. 5 °) nach kranial gerichtet 3 – 4 cm vorgeschoben wird. Kommt es frühzeitig zum Knochenkontakt, wurde der Humeruskopf getroffen; die Nadel muss leicht zurückgezogen und weiter nach kranial gerichtet werden. Infiltration nach Aspiration von 3 – 5 ml. Erreicht werden die Bursa subacromialis, das perikapsuläre Fettgewebe, die kranialen Kapselanteile sowie die Sehne des M. supraspinatus, die bei Reizung direkt infiltriert werden sollte.

Injektion an den Muskelansatz des M. infraspinatus und M. teres minor

Tasten des dorsalen Akromionrandes; senkrecht der Akromionaußenkante, 2,5 QF kaudal, liegt der Einstichpunkt. In ca. 2,5 – 3,5 cm Tiefe stößt die 4 cm lange Nadel auf Knochen. Sie liegt im Bereich der Sehne des M. infraspinatus sowie der dorsalen Gelenkkapsel in Höhe des Tuberculum majus. Infiltration von 2 – 3 ml nach Aspiration.

Injektion an den N. axillaris und A. circumflexa humeri posterior

Der Einstichpunkt liegt bei hängendem Oberarm 3 – 4 QF unterhalb des Akromions, 1 – 2 QF medial der lateralen Akromionspitze. Sagittales Vorschieben der Kanüle um 3,5 – 4,5 cm; jetzt liegt die Kanülenspitze in unmittelbarer Nähe des N. axillaris und der A. circumflexa humeri posterior, die in Höhe des Collum chirurgicum quer zum Humerus verlaufen. Infiltration von 2–3 ml Procain nach Aspiration. Ein Wärmegefühl der Schulter sowie eine Schwäche bei Abduktion zeigt den korrekten Sitz der Injektion.

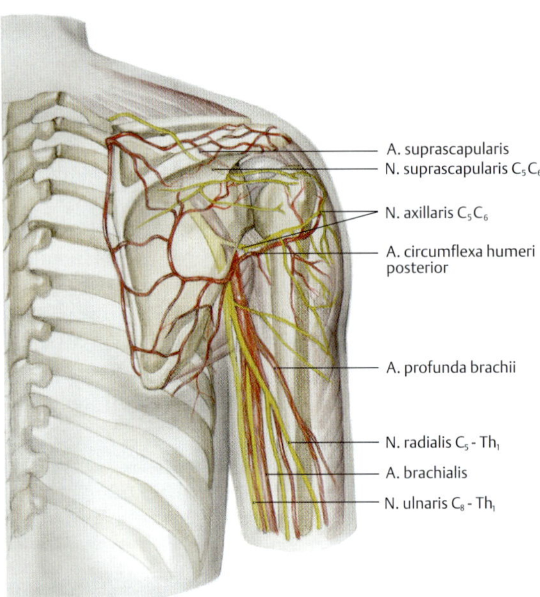

Abb. 103: Topographie der Nerven und Arterien der rechten Schulter, dorsale Ansicht

Injektion an die ventrale Schultergelenkkapsel, die Sehne des M. subscapularis, die Bizepssehne (Sulcus intertubercularis)

Tasten der lateralen Begrenzung des Akromions und dessen Vorderkante. In der senkrechten Flucht des Akromioklavikulargelenkes, 3 QF unterhalb des Akromions, liegt der Einstichpunkt der 4 cm langen Nadel. Bei streng sagittaler Stichrichtung ist nach 1,5 – 3 cm Tiefe die Sehne des M. subscapularis sowie der ventrale Gelenkkapselanteil des Schultergelenkes erreicht. Bei Knochenkontakt muss die Nadel 2 – 3 mm zurückgezogen werden, bevor nach Aspiration 1 – 2 ml Procain infiltriert werden. Bei leichter, nach lateral gerichteter Stichrichtung (ca. 10 °) erreicht man das Tuberculum minus, den Ansatz des M. subscapularis. Hier wird 1 ml Procain infiltriert; mit weiterer lateraler Position der Nadel um ca. 1 cm erreicht man den Sulcus intertubercularis, in dem die lange Bizepssehne gleitet. Hier erfolgt wiederum die Injektion von 1 ml Procain.

Injektion in und an die A. axillaris

In Rückenlage bei 90 ° abduziertem Schultergelenk Tasten der deutlich pulsierenden A. axillaris in der kranialen ventralen Region der Achselhöhle. Der Patient dreht sich auf die Seite der Injektion. Damit ist der M. pectoralis, hinter dem die Arterie verläuft, entspannt. Der tastende Finger bleibt auf der pulsierenden Arterie stehen. Mit der 4 cm langen Nadel wird unmittelbar oberhalb des tastenden Fingers eingestochen und nach Anlage einer Quaddel die Kanüle langsam nach kranial vorgeschoben. In 2 – 3 cm Tiefe ist die A. axillaris erreicht, und zwar proximal der Abgänge der Aa. circumflexae humeri. Bei der möglichen Punktion der Arterie werden 1 – 2 ml Procain intraarteriell injiziert. Gelingt die Punktion nicht, werden 3 – 4 ml Procain perivasal infiltriert, um den das Gefäß begleitenden Sympathikus zu erreichen.

Möglich ist die Irritation des radialen bzw. ulnaren Faszikels, die der Patient als leichten Blitz im Verlauf des N. radialis bzw. N. ulnaris angibt. In diesen Fällen ist die Nadel leicht zurückzuziehen. Schmerzen dürfen bei dieser Injektion nicht auftreten. Ein Wärmegefühl des Armes zeigt klinisch die korrekte Injektion. Bei dieser Injektion werden zusätzlich die Rr. articulares des N. subscapularis, des N. musculocutaneus sowie des N. axillaris erreicht.

Injektion an den N. suprascapularis

Tasten des Processus coracoideus. 1 QF medial auf gleicher Höhe erfolgt der Einstich der 4 cm langen Kanüle. In 2 – 3,5 cm Tiefe liegt die Nadel an der Basis des Korakoids in unmittelbarer Nähe der Incisura scapulae. Der Patient gibt ein mäßiges Ziehen in die ventrale Schulterregion an. Nach Aspiration werden 2 – 3 ml Procain infiltriert.

Injektion an die Articulatio acromioclavicularis

Die Articulatio acromioclavicularis liegt gut sichtbar 2 QF medial der lateralen Akromionkante. Durch das Ligamentum acromioclaviculare kann der mit einem Discus articularis versehene Gelenkspalt als kleine Mulde getastet werden. Weitere 2 QF medial hält zwischen Korakoid und Klavikula der insbesondere bei Stauchungen der Schulter verletzte Bandapparat (Ligamenta coracoclavicularia) die Klavikel, ähnlich dem Kreuzbandapparat des Kniegelenkes, mit ihrer akromialen Gelenkfläche am Korakoid. Die 2 cm lange Nadel wird kranial über dem Gelenkspalt eingestochen, um nur gering unter der Haut bereits im Bandapparat zu liegen. Infiltration von 0,5 – 1 ml Procain.

Injektion an die Articulatio sternoclavicularis

Das Sternoklavikulargelenk liegt fingerbreit lateral des Jugulum gut sichtbar. Das Klavikulargelenkköpfchen liegt, gehalten vom Ligamentum interclaviculare, Ligamentum costoclaviculare sowie der Gelenkkapsel und abgepuffert durch einen Discus articularis, der sternalen Gelenkfläche auf. Der Einstich der 2 cm langen Nadel erfolgt am unteren Gelenkrand nach Anlage einer Quaddel. Die Infiltration von 0,5 – 1 ml Procain nach kranial-medial perikapsulär (nicht intrakapsulär oder intraartikulär) wird nach Zurückziehen der Kanüle durch Injektion von 1 ml an den Bandapparat zwischen medialer Klavikula und der ersten Rippe in ca. 1 cm Tiefe vervollständigt.

Injektion in das Schultergelenk

Die Injektion in das Schultergelenk erfolgt am günstigsten von dorsal. Unter streng aseptischen Bedingungen liegt der Einstichpunkt gut fingerbreit unterhalb des dorsalen Akromionrandes, 2 QF medial der lateralen Begrenzung des Akromions. In 1,5 – 3,5 cm Tiefe gelangt die 4 cm lange Nadel nach Anlage einer Quaddel durch den M. deltoideus und den M. infraspinatus durch die Kapsel in den Gelenkbinnenraum. Hier werden 2 – 3 ml Procain infiltriert.

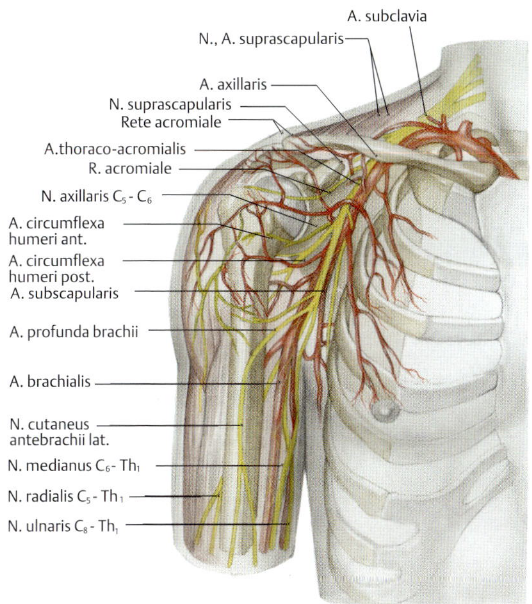

Abb. 104: Topographie des Schultergürtels mit Nerven und Arterien, ventrale Ansicht

Injektion an das Ellenbogengelenk

Indikationen

- Frische und alte Verletzungen des Ellengelenkes (bei fehlender Operationsindikation)
- akute und chronische Entzündungen (nicht bakterielle), Epikondylitiden
- Insertionstendopathien
- degenerative Erkrankungen des Ellengelenkes
- Ulnarisrinnensyndrom (URS)

Anatomie

Das Ellenbogengelenk wird von drei Knochen gebildet, die die gelenkige Verbindung zwischen Ober- und Unterarm herstellen. Die Articulatio humeroulnaris stellt den Hauptteil des Gelenkes dar, die Articulatio humeroradialis ermöglicht als Mitläufergelenk die axialen Drehbewegungen des Unterarmes gegen den Oberarm. Beide Gelenke sind im Gelenkbinnenraum miteinander verbunden. Die gut tastbaren Knochenstrukturen sind das Olekranon, die Epikondylen ulnar und radial sowie das Radiusköpfchen.
Die Blutversorgung und damit sympathische Innervation des Gelenkes sowie der Kapsel erfolgt durch ein arterielles Netzwerk (Rete cubiti) aus den Aa. collateralia ulnaris et radialis, den rückläufigen Aa. recurrentes radialis et ulnaris sowie der A. interossea recurrens.
Die sensible Versorgung des Gelenkes erfolgt streckseitig durch die Rr. articulares nervi radialis et nervi ulnaris; beugeseitig durch Rr. articulares des N. medianus auf der ulnaren Seite sowie Rr. articulares nervi radialis auf der radialen Beugeseite. Mit diesen somatosensiblen Nerven verlaufen Anteile des Sympathikus zur Gelenk- und Kapselversorgung.

Injektionstechnik

Injektion an den ulnaren und radialen Epicondylus humeri

Beide Epikondylen sind gut unter der Haut zu tasten. An ihnen setzen der Kollateralbandapparat des Ellengelenkes sowie radial der Hauptteil der Extensoren und ulnar der Hauptteil der Flexoren des Unterarmes, der Hand und der Finger an.
Der Einstich der 2 cm langen Nadel erfolgt unmittelbar über dem Epikondylus mit Infiltration von 1 ml Procain epikondylär ohne Knochenkontakt.

Injektion an das Ligamentum collaterale radiale und das Humeroradialgelenk

Tasten des Epicondylus radialis; bei leicht gebeugtem Ellengelenk liegt der Einstichpunkt ca. 0,5 cm distal des Epikondylus in der Mitte zwischen dem tastbaren Radiusköpfchen und dem Epikondylus. Der Einstich in das Kollateralband ist nur bei punktuellem Druckschmerz erforderlich und soll sehr langsam unter Stempeldruck erfolgen. Peritendinös kann unter Infiltration von 0,5 – 1 ml Procain die 2 cm lange Nadel 1 cm beugeseitig über das Humeroradialgelenk vorgeschoben werden.

Injektion an das Ligamentum collaterale ulnare und das Humeroulnargelenk

Tasten des Epicondylus ulnaris; der Einstichpunkt der 2 cm langen Nadel liegt ca. 0,5 cm distal des Epikondylus. Nach Anlage einer Quaddel sollte die 2 cm lange Nadel sehr langsam infiltrierend durch die Ursprünge der am Epikondylus inserierenden Flexoren 1 – 1,5 cm vorgeschoben werden. Nunmehr liegt die Nadel periartikulär, und es werden 1 – 2 ml Procain nach Aspiration infiltriert.

Injektion an und in die A. brachialis

Die A. brachialis ist im distalen Oberarmdrittel auf der Innenseite an ihrer deutlichen Pulsation zu erkennen. Zwischen zwei tastenden Fingern, die die Arterie leicht aufspannen und fixieren, erfolgt der Einstich der 2 cm langen Kanüle. Nach Anlage einer Quaddel können bereits subkutan 1 – 2 ml Procain infiltriert werden. Die intraarterielle Injektion erfolgt nach gleicher Technik. Die intravasale Lage wird durch Aspiration dokumentiert. Injektion von 2 ml Procain.

Injektion an den N. ulnaris im Sulcus nervi ulnaris

Tasten des Epicondylus ulnaris und des Sulcus nervi ulnaris. Der Einstichpunkt der 2 cm langen Nadel liegt unmittelbar vor dem Arcus tendineus des M. flexor carpi ulnaris, unter dem der N. ulnaris weiterverläuft. Langsame perineurale Infiltration von 0,5 – 1 ml Procain, welches gleichzeitig die A. collateralis ulnaris superior erreicht, die zum Rete cubiti gehört.

Injektion in das Ellengelenk

Unter streng aseptischen Bedingungen wird bei 90° gebeugtem Ellengelenk 2 QF oberhalb der Olekranonspitze die 4 cm lange Kanüle eingestochen. Nach Anlage einer Quaddel wird die Kanüle durch den sehnigen Ansatz des M. triceps brachii mit der Spitze leicht nach kaudal gerichtet 2 – 3 cm vorgeschoben bis zum Knochenkontakt. Jetzt liegt die Kanülenspitze in der Fossa olecrani, die über die Recessus synoviales mit dem Gelenkbinnenraum in Verbindung steht. Nach Aspiration werden 2 – 3 ml Procain instilliert.

Abb. 105/106: Topographie des Ellengelenks mit Gefäßen und Nerven, ventrale und dorsale Ansicht

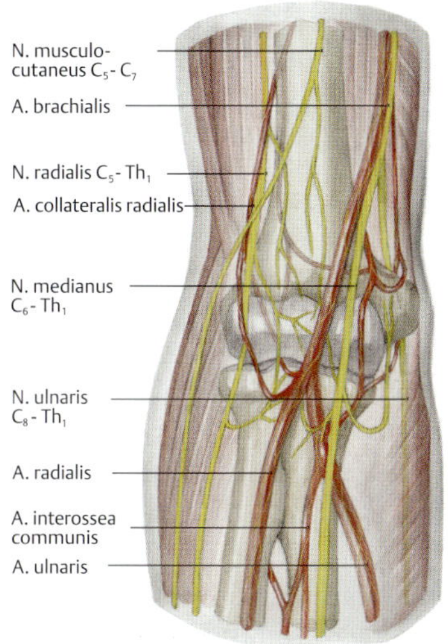

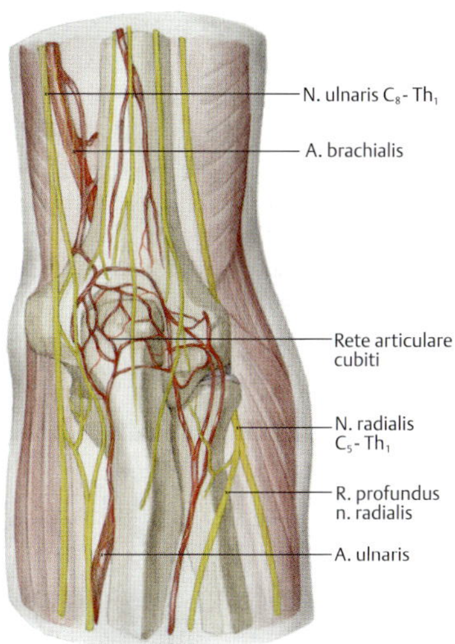

Injektion an das Handgelenk und an die Fingergelenke

Indikationen

- Frische und alte Verletzungen des Handgelenkes, der Handwurzel, der Mittelhand und der Fingergelenke bei fehlender Operationsindikation
- spezifisch und unspezifisch entzündliche und degenerative Erkrankungen des Handgelenkes, der Handwurzel und der Fingergelenke
- Erkrankungen und Verletzungen des Band-Kapsel-Apparates bei fehlender Operationsindikation
- Dupuytren-Kontraktur
- Tendovaginitis, Tendinitis (z. B. schnellender Finger) Karpaltunnelsyndrom

Anatomie

Das Handgelenk stellt die bewegliche Verbindung zwischen Unterarm und Hand dar. Die eigentlichen reinen Handgelenkbewegungen finden zwischen distalem Radius, dem Os scaphoideum (Kahnbein) und dem Os lunatum statt. Die gelenkige Verbindung zwischen den proximalen und distalen Enden der Ulna und des Radius untereinander sowie die alleinige Gelenkbildung zwischen Ulna und Humerus proximal und Radius und Handwurzel distal ermöglichen die Pronation und Supination des Unterarmes und damit der Hand.
Die arterielle Durchblutung der Hand erfolgt über die Aa. radialis und ulnaris, die im Bereich der Hohlhand durch den Arcus palmaris superficialis und profundus einen ausgedehnten Kollateralkreislauf bilden. Mit diesen Arterien zieht der perivasale Sympathikus bis in die kapillare Endstrombahn und steuert die Durchblutung aller Gewebeanteile.
Die somatische Innervation des Handgelenkes und der Hand wird durch den N. ulnaris, N. medianus und N. radialis gewährleistet. Mit diesen Nerven ziehen ebenfalls afferent wie efferent Anteile des Sympathikus, zuständig für die Funktion der Hautdrüsen (Talg, Schweiß), der Piloarrektoren sowie für die protopathische Sensibilität. Die Kerngebiete der Efferenzen liegen zwischen C8 und Th6 und werden im Ganglion stellatum zum Teil auf das zweite Neuron umgeschaltet.

Injektionstechnik

Injektion an das Handgelenk und das distale Radioulnargelenk

Tasten des distalen Radius streckseitig; etwas radial der Mittellinie und damit radial des Extensorenfaches liegt der Einstichpunkt der 2 cm langen Nadel. Nach Anlage einer Quaddel wird die zunächst senkrecht eingestochene Kanüle leicht mit der Spitze nach radial gerichtet und ca. 1 cm schräg unter die Extensoren des Daumens leicht nach handrückenwärts vorgeschoben. Jetzt liegt die Nadelspitze über der dorsalen Handgelenkskapsel. Infiltration von 1 ml Procain. Zurückziehen der Nadel bis in den subkutanen Raum und erneutes Vorschieben der Kanüle leicht schräg nach ulnar gerichtet unter die Extensoren der Finger; in 1 cm Tiefe liegt die Nadelspitze vor dem distalen Radioulnargelenk. Hier wird ebenfalls 1 ml Procain infiltriert.

Injektion an die Fingergelenke

Tasten des Fingergelenkes, an das injiziert werden soll. Mit der 2 cm langen Kanüle werden jeweils radial und ulnar in Höhe des Gelenkspaltes subkutan im Bereich des Kollateralbandapparates jeweils 0,5 ml Procain infiltriert. Durch tangentiales Vorschieben der Kanüle in Richtung Streckseite und Beugeseite erreicht man mit jeweils erneuter Infiltration von 0,5 ml Procain das dorsale und ventrale Gefäßnervenbündel und damit auch den mitziehenden Sympathikus.

Injektion in die Articulatio radiocarpea

Unter streng aseptischen Bedingungen wird die querverlaufende dorsale Kante des distalen Radius getastet. Zwischen den Daumenstreckern und den Extensoren der Finger besteht eine schmale Lücke, durch die die 2 cm lange Nadel senkrecht eingestochen wird. Bereits in 0,5 – 1 cm Tiefe ist die Nadel im Handgelenkspalt. Nach

Aspiration werden 2 ml Procain instilliert. Das Medikament fließt dabei ohne größeren Widerstand in das Gelenk ein.

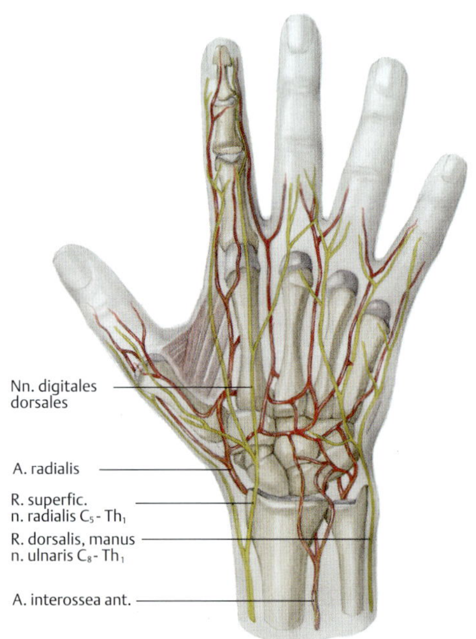

Abb. 107: Topographie der Hand mit Arterien und Nerven, dorsale Ansicht

Injektion an und in die A. radialis

Tasten der A. radialis beugeseitig über den distalen Radiusschaft. Die Pulsation der A. radialis ist bei entspanntem Unterarm häufig gut zu sehen. Der Einstich mit der 2 cm langen Nadel wird zwischen zwei die Arterie tastenden und diese leicht aufspannenden Fingern vorgenommen. Bereits in 0,5 cm Tiefe wird die A. radialis mit 1 ml Procain umflutet, um das perivasale sympathische Nervengeflecht zu erreichen. Die Punktion der Arterie erfolgt mit gleicher Technik, wobei die Aspiration die intravasale Nadellage dokumentiert. Es wird 1 ml Procain intraarteriell appliziert und anschließend die Punktionsstelle leicht komprimiert.

Injektion an die A. ulnaris

Tasten des Os pisiforme volar ulnar. Zwischen 0,5 und 1 cm radial tastet man die pulsierende A. ulnaris. Die 2 cm lange Nadel erreicht in 0,5 – 1 cm Tiefe die Arterie sowie deren sympathisches perivasales Geflecht. Infiltration von 0,5 – 1 ml Procain. Da die A. ulnaris sehr dünn ist, gestaltet sich die Punktion schwierig.

Injektion an den peripheren N. ulnaris

Unmittelbar dorsolateral der tastbaren A. ulnaris verläuft parallel der periphere N. ulnaris, der mit gleicher Injektionstechnik zur Injektion an die A. ulnaris erreicht werden kann; ein leichtes „Elektrisieren" des 5. und 4. Fingers zeigt die korrekte Nadellage.

Injektion an den N. medianus

Tasten der Sehne des M. palmaris longus, die als prominenteste der Beugesehnen handgelenknah gut zu erfassen ist. Unmittelbar radial neben der Sehne erfolgt der Einstich der 2 cm langen Kanüle senkrecht zur Haut; dabei kann es zu einem blitzartigen Schmerz in Richtung Hohlhand kommen, was anzeigt, dass der oberflächlich verlaufende Ast (R. palmaris nervi mediani) irritiert wurde. Gelegentlich tritt auch ein leichtes blitzartiges Gefühl im Bereich des N. ulnaris auf, bedingt durch einen bogenförmig verlaufenden Nervenast des N. medianus zum N. ulnaris (Ramus communicans cum nervo ulnare). Nunmehr wird die Kanüle, leicht zur Hohlhand zeigend, zwischen der Sehne des M. palmaris longus und der Sehne des M. flexor carpi radialis vorgeschoben, bis in ca. 1 – 1,5 cm Tiefe ein blitzartiger Schmerz in die Hohlhand und in den 3. und 4. Finger die Irritation des N. medianus anzeigt. Zurückziehen der Kanüle um 1 mm und sehr langsame Infiltration von 0,5 ml Procain. Bei der Injektion dürfen keine Schmerzen auftreten! Das Medikament verteilt sich so unter dem Retinaculum flexorum.

Beachte: Diese Injektion eignet sich besonders beim **Karpaltunnelsyndrom** als konservative Behandlungsform. Im Abstand von drei bis vier Tagen durchgeführt, später in längeren Intervallen, lässt sich häufig eine operative Behandlung umgehen, bei der das Retinaculum flexorum in voller Breite gespalten wird. Die konservative „Dekompression" des N. ulnaris durch Procain wird möglich durch die antiödematöse Wirkung des Medikamentes bei gleichzeitiger Verbesserung der Blutzirkulation der Sehnenscheiden der unter dem Retinaculum flexorum verlaufenden Beugesehnen.

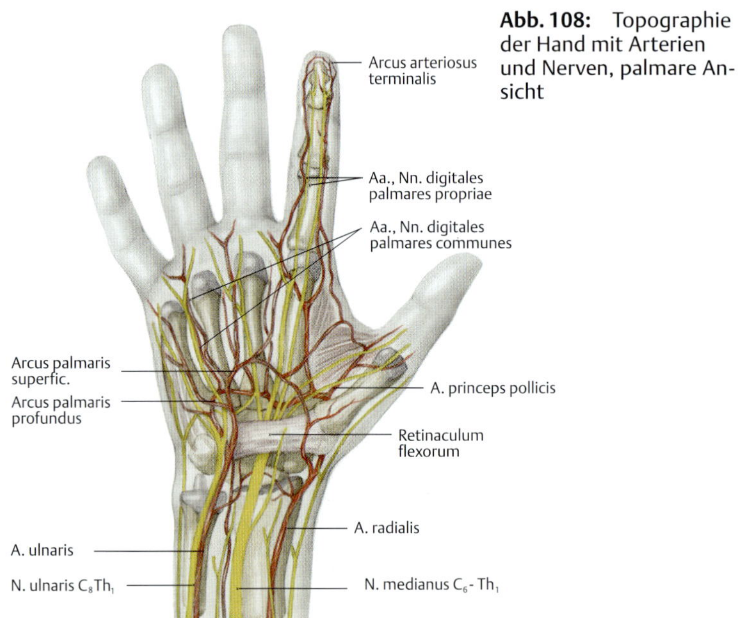

Abb. 108: Topographie der Hand mit Arterien und Nerven, palmare Ansicht

Injektion an das Hüftgelenk

Indikationen

- Frische und alte Verletzungen des Hüftgelenkes (ohne Operationsindikation)
- degenerative und entzündliche Erkrankungen des Hüftgelenkes
- Versuch bei Hüftgelenksdysplasie
- Coxa saltans
- Ansatztendopathien der das Hüftgelenk bewegenden Muskulatur

Anatomie

Das Hüftgelenk stellt die gelenkige Verbindung zwischen Becken und Oberschenkel in Form eines Kugelgelenkes mit einem entsprechend großen Bewegungsumfang dar. Die drei im Kapsel-Band-Apparat zusammengefassten Ligamenta iliofemorale, pubofemorale und ischiofemorale gewährleisten im endgradigen Bewegungsumfang eine luxationsprotektive Sicherung des Hüftkopfes im Azetabulum.

Zwei klinische Merkmale sind hervorzuheben:

Das Hüftgelenk weist von allen Gelenken die höchste Rate
- an Fehlbildungen (Dysplasie)
- degenerativen Veränderungen,

die zu einem klinischen Beschwerdebild führen können auf. Möglicherweise spielt die starke mechanische Beanspruchung sowie die leicht irritierbare arterielle Gefäßversorgung die wesentliche Rolle. Die arterielle Versorgung des Hüftgelenkes erfolgt im Wesentlichen über die Aa. circumflexae medialis et lateralis mit Ausgang von der A. femoralis. Die den pfannennahen Kopfanteil versorgenden arteriellen Gefäße, Rr. nutricii capitis inferior et superior, haben dabei die längste Wegstrecke zurückzulegen. Unmittelbar in diesem Anteil des Hüftkopfes findet sich im Röntgenbild die „Degenerationszone“ in Form von „Zysten“ bei der Koxarthrose oder, im akuten Fall der Unterbrechung der Ernährung, die Hüftkopfnekrose, die primär auf den spastischen oder den embolischen Verschluss dieser Gefäße zurückzuführen ist. Die arterielle Versorgung über das Ligamentum

capitis femoris ist beim Erwachsenen häufig nicht mehr vorhanden. Mit den das Hüftgelenk versorgenden Arterien zieht als perivaskuläres Geflecht der Sympathikus, der die Gefäßweite steuert und damit die Ernährung des Gelenkes, des Kapsel-Band-Apparates, der Synovialis und indirekt damit auch des Gelenkknorpels. Die somatische Nervenversorgung (afferent) erfolgt durch den N. obturatorius, den N. obturatorius accessorius sowie den N. femoralis; die dorsale Gelenkregion wird durch die R. articulares aus dem R. musculus quadrati femoris, der aus dem Plexus sacralis stammt, sensibel versorgt.
Die Gelenkversorgung erfolgt damit aus den Spinalsegmenten L2 – S3. Mit diesen somatischen afferenten Nerven ziehen efferente sympathische Fasern, die zum einen die Funktion der Synovialis steuern, wie auch afferente Fasern, die für die protopathische Schmerzleitung zuständig sind.

Injektionstechnik

Injektion an das Hüftgelenk (an die Ausläufer der Aa. circumflexae femoris medialis et lateralis)

Tasten des Trochanter major. Knapp 1 QF oberhalb des Trochanter wird die 8 cm lange Nadel senkrecht eingestochen und nach Anlage einer Quaddel in die Tiefe vorgeschoben. Dabei muss die Nadel durch den M. glutaeus maximus, den M. glutaeus medius sowie den M. glutaeus minimus, um schließlich am Übergang vom Schenkelhals zum Femurkopf an die Gelenkkapsel zu gelangen. Hier finden sich gleichzeitig die radiär zum Hüftkopf laufenden arteriellen Gefäße, die für die Ernährung von Kapsel und Knochen sowie die Synovialis zuständig sind und begleitet werden vom perivasalen Sympathikus. Nach Aspiration erfolgt die Infiltration von 3 – 5 ml Procain.

Abb. 109: Topographie des Hüftgelenkes mit Arterien und Nerven, dorsale Ansicht

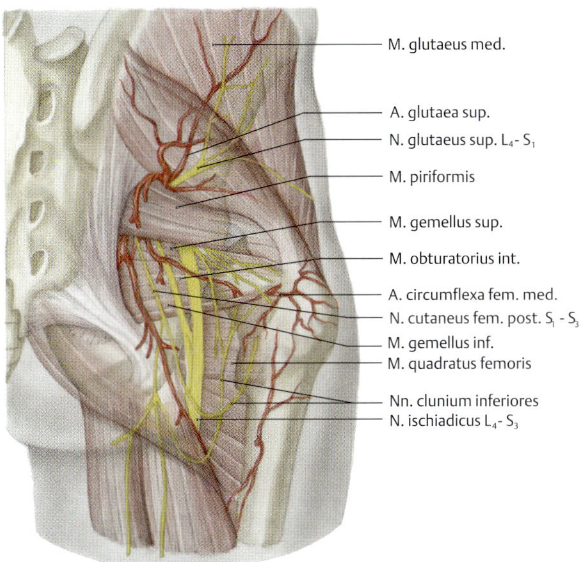

Beachte: Injektion an den Plexus sacralis in Höhe des Foramen ischiadicum majus. Beim sitzenden Patienten tastet man die Spina iliaca posterior superior. 3 QF senkrecht von diesem Punkt und drei Finger nach lateral liegt der Einstichpunkt der 8 – 10 cm langen Nadel, die nach Anlage einer Quaddel sagittal vorgeschoben wird. Ab 6 – 9 cm Tiefe kommt es zum vorher anzukündigenden Blitzschmerz in das Bein und das Gesäß, was den korrekten Sitz der Kanüle anzeigt. Zurückziehen der Nadel um ca. 1 – 2 mm und langsame Infiltration von 1 – 2 ml Procain. Der Patient muss zusätzlich darauf hingewiesen werden, dass über die Wirkzeit des Lokalanästhetikums eine Unsicherheit beim Stehen und beim Gehen auftritt, so dass er in dieser Zeit nicht „straßenfähig“ ist. Ein deutliches Wärmegefühl des Beines zeigt die korrekte Injektion an.

Injektion an und in die A. femoralis

Unterhalb des Leistenbandes, ca. 2 QF lateral des Tuberculum pubicum tastet man die Pulsation der A. femoralis. Zwischen zwei die Arterie tastenden Fingern wird die 4 cm lange Kanüle senkrecht eingestochen. Die laufende Aspiration zeigt die intravasale Lage der Kanüle an, wobei das Blut leicht pulsierend in die Spritze einfließt. Bei normalem pO_2 ist das Blut hellrot und kann vom venösen Blut gut unterschieden werden. Injektion von 2–3 ml Procain. Beim Zurückziehen der Kanüle wird perivasal 1 – 2 ml Procain infiltriert, um das mit der A. femoralis verlaufende sympathische Nervengeflecht zu erreichen.

Injektion an den N. femoralis

Gut 1 – 2 QF lateral der pulsierenden A. femoralis verläuft auf dem M. iliopsoas der N. femoralis, der die Oberschenkelstrecker, die Haut und die ventralen Anteile des Hüftgelenkes versorgt. Mit der 4 cm langen Nadel erfolgt der Einstich unterhalb des Leistenbandes nach Anlage einer Quaddel. In unmittelbarer Nähe der Nadelspitze in 2,5 – 3,5 cm Tiefe kommt es zum leichten Blitzschmerz in die Oberschenkelstreckseite. Zurückziehen der Nadel um 1 mm und Infiltration von 1 – 2 ml Procain perineural. Ein Wärmegefühl in der Oberschenkelstreckseite gibt den richtigen Sitz der Injektion an.

Injektion an den N. cutaneus femoris lateralis

Tasten der Spina iliaca interior superior und des laterales Ansatzes des Leistenbandes. Der Einstich mit der 4 cm langen Nadel erfolgt unter Anlage einer Quaddel knapp fingerbreit medial der Spina senkrecht zur Haut. In 3 – 4 cm Tiefe kann es zum Blitzschmerz in die Leiste und den lateralen proximalen Oberschenkel kommen. Infiltration von 2 – 3ml Procain. Ein leichtes Wärmegefühl sowie ein Taubheitsgefühl über der lateralen Oberschenkelregion geben die korrekte Injektion an.

Injektion an den N. obturatorius

Tasten des Tuberculum pubicum. Der Einstichpunkt der 8 cm langen Nadel erfolgt einen Querfinger unterhalb knapp lateral des Tuberkulums. Nach Anlage einer Quaddel wird die Kanüle mit der Spitze ca. 10° nach lateral gerichtet und vorgeschoben. In 6 – 8 cm Tiefe liegt die Nadel im Bereich des N. obturatorius in Höhe des Foramen obturatum unter dem Os pubis. Ein Blitzschmerz in die Leiste sowie die mediodorsale Kniegelenksregion zeigt den korrekten Sitz der Kanüle an. Zurückziehen der Nadel um 1 mm und Infiltration von 1–2 ml Procain. Ohne Blitzschmerz in die oben angegebene Region werden 5 ml Procain infiltriert.

Injektion in die Articulatio coxae

Tasten des Trochanter major; etwas ventral der Mitte wird die 12 cm lange Nadel unter streng aseptischen Bedingungen knapp 1 cm oberhalb des Trochanter senkrecht zur Haut mit streng seitlicher Führung eingestochen. Nach dem Durchtritt durch die Gesäßmuskulatur erreicht die Nadel die kraniale Gelenkkapsel. Dies erzeugt einen mäßigen Schmerz im Bereich der Hüfte. Nach Infiltration vom 1 ml Procain und kurzer Wartezeit wird die Nadel langsam unter Stempeldruck vorgeschoben. Das Kapselgewebe ist wegen seiner derben Struktur kaum zu infiltrieren. Beim plötzlichen Nachlassen des Infiltrationsdruckes liegt die Nadelspitze intraartikulär. Die Aspiration ergibt beim Vorliegen eines Gelenkergusses ein bernsteinfarbenes Punktat. Es folgt die Instillation von 3 ml Procain. Die Einstichtiefe variiert enorm und ist von den vorgegebenen Weichteilverhältnissen sowie der Lage des Schenkelhalses abhängig.

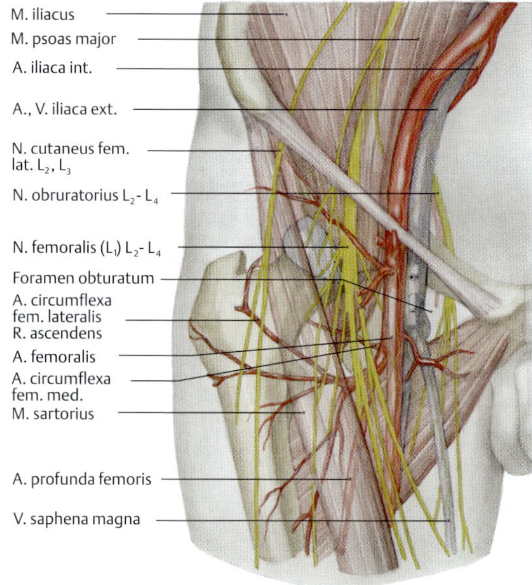

Abb. 110: Topographie des Hüftgelenkes mit Gefäßen und Nerven, ventrale Ansicht

Injektion an das Kniegelenk

Indikationen

- Frische und alte Verletzungen des Kniegelenkes und der Patella (ohne Operationsindikation)
- degenerative und abakteriell entzündliche Erkrankungen des Kniegelenkes und der Patella

Anatomie

Das Kniegelenk ist das größte Gelenk des menschlichen Körpers. Die Beweglichkeit in allen Ebenen wird durch den Band-Kapsel-Apparat eingerahmt. Die Knochenführung, wie sie in ausgeprägtester Form beim Kugelgelenk vorliegt, ist auf das Maß der leicht muldig geformten Tibia reduziert. Damit kann es durch Fehlfunktion der das Knie bewegenden und stabilisierenden Muskeln zu Fehlbelastungen des medialen und lateralen Kompartimentes kommen. So kann bei Hypertonus einer Muskelgruppe das Kniegelenk in eine Varus- oder Valgusstressbelastung kommen, die langfristig zur Schädigung des medialen oder lateralen Kniegelenksanteils sowie des Band-Kapsel-Apparates führt.
Die Durchblutung des Kniegelenkes und der Patella ist gewährleistet über ein arterielles Geflecht (Rete articulare, Rete patellae), dessen prinzipieller Aufbau dem Geflecht für das Ellenbogengelenk gleicht. Über viele Kollateralen wird eine „Durchblutungssicherheit“ gewährleistet, die auch bei unterschiedlichen Spannungen des Weichteilmantels bei Bewegung und Belastung des Gelenkes mit entsprechender Kompression der Arterien fortbesteht. Mit diesem arteriellen Geflecht zieht der Sympathikus bis in die Endstrombahn und steuert die Durchblutung des Kniegelenkes und seiner Band-Kapsel-Strukturen bis hin zur Synovialis.
Die sensible Versorgung des Kniegelenkes und seines Band-Kapsel-Apparates erfolgt dorsal über Rr. articulares mit Ausgang vom N. obturatorius, N. tibialis und N. peronaeus communis; streckseitig über Rr. articulares aus den Ästen des N. femoralis für den M. vastus lateralis, M. vastus intermedius und vastus medialis sowie vom N. saphenus. Auch diese somatischen Nerven führen sympathische Fasern, die u. a. für die protopathische Sensibilität zuständig sind.

Injektionstechnik

Injektion an die A. poplitea

Tasten der A. poplitea in Seitlage des Patienten bei ca. 10° gebeugtem Knie in Kniekehlenmitte in Höhe des Gelenkspaltes. Der Einstich der 6 cm langen Kanüle erfolgt etwas medial der Mittellinie. Nach Anlage einer Quaddel wird die Kanüle mit der Spitze leicht nach lateral zeigend vorgeschoben, bis sie in 3 – 4 cm Tiefe in unmittelbare Nähe des Gefäßnervenbündels gelangt (A. poplitea, V. poplitea, N. tibialis). Nach Aspiration werden 2 – 3 ml Procain infiltriert. Beim Auslösen eines Blitzschmerzes in die Wade und die Fußsohle lag die Kanüle zu weit lateral; Zurückziehen der Kanüle um 1 – 2 mm und Infiltration der o. a. Menge Procain.

Injektion an den Kreuzbandapparat (intraartikuläre Injektion!)

Unter streng aseptischen Bedingungen wird ein ½ QF medial der pulsierenden A. poplitea in Höhe des Gelenkspaltes beim seitlich gelagerten Patienten in leicht (ca. 5°) gebeugtem Knie die 6 cm lange Kanüle senkrecht zur Haut eingestochen. In 4 – 5 cm Tiefe liegt die Nadelspitze in Höhe des hinteren Kreuzbandes bereits im Gelenk. Die Gelenkkapsel ist dorsal dünn und bietet keinen Widerstand für die Kanüle. Der femorale Ansatz des vorderen Kreuzbandes liegt ebenfalls in unmittelbarer Nachbarschaft, an der hinteren Innenfläche der lateralen Femurrolle. Nach Aspiration erfolgt die Injektion von 2 – 3 ml Procain.

Abb. 111: Topographie des Kniegelenkes mit Gefäßen und Nerven, dorsale Ansicht

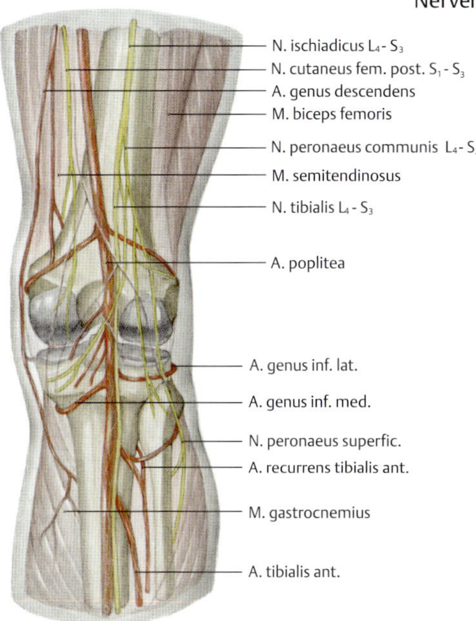

Injektion an den Kollateralbandapparat

Tasten des lateralen Epicondylus femoris; gut 1 QF oberhalb des Gelenkspaltes findet sich ein derber, leichter Vorsprung, der den femoralen Ansatz des lateralen Seitenbandes anzeigt. Einstich mit der 2 cm langen Kanüle senkrecht zur Haut. Nach Anlage einer Quaddel subkutane Infiltration von 0,5 ml Procain.
Die Injektion an den fibularen Ansatz des lateralen Seitenbandes erfolgt in gleicher Weise nach Tasten des proximalen Fibulaköpfchens.
Gleiches Vorgehen beim medialen Kollateralband, wobei der distale Ansatz des Seitenbandes knapp 1 QF unterhalb des Gelenkspaltes am Tibiakopf liegt.

Beachte: Die Kollateralbandansätze sind sehr häufig bei Kniegelenkserkrankungen auffallend druckempfindlich und daher leicht auffindbar.

Injektion an die patellaren Insertionen des Streckapparates und Tuberositas tibiae

Tasten der Patellaoberkante (Basis patellae), an der der wesentliche Anteil der Quadrizepssehne inseriert. Der Einstich der 1 – 2 cm langen Kanüle erfolgt knapp oberhalb der Knochenkante senkrecht zur Haut; nach Anlage einer Quaddel subkutane Infiltration von 0,5 ml Procain, 0,2 ml in die Sehne.
Gleiches Vorgehen am knöchernen Ansatz des Ligamentum patellae an der Patella und der Tuberositas tibiae.
Beachte: Sowohl die Quadrizepssehne als auch das Ligamentum patellae sind sorgfältig auf punktuelle (Stecknadelkopfgröße) Schmerzpunkte zu untersuchen und nach gleicher Technik zu infiltrieren.

Injektion an den N. peronaeus superficialis

Tasten des Fibulaköpfchens. Knapp 1 QF unterhalb der Spitze läuft der N. peronaeus superficialis von schräg kranial-dorsal nach kaudal-lateral. Der über den Knochen laufende Nerv ist gut subkutan gegen den Knochen tastbar. Hier ist auch die Stelle, an der der Nerv durch äußeren Druck (Gips, Lagerung, Prellung, Zerrung) beschädigt werden kann. Die 2 cm lange Nadel wird senkrecht über dem Nerv eingestochen. Nach Anlage einer Quaddel erfolgt die subkutane perineurale Infiltration von 0,5 ml Procain.

Injektion an die Articulatio tibiofibularis

Tasten des Fibulaköpfchens von ventrolateral. Eine Mulde zum Tibiakopf zeigt den Einstichpunkt der 2 cm langen Nadel an. Nach Anlage einer Quaddel wird die Nadel im Winkel von ca. 45° auf die getastete Mulde vorgeschoben. In ca. 1 – 1,5 cm Tiefe liegt die Nadel vor dem Ligamentum capitis fibulae anterius. Nunmehr wird 1 ml Procain peri- und intraligamentär infiltriert.

Injektion in das Kniegelenk

Unter streng aseptischen Bedingungen wird das Kniegelenk in ca. 25° Beugung auf einer Rolle gelagert. Tasten der lateralen und kranialen Patellakante. 1 QF oberhalb der Patella und gut 1 QF lateral von ihr erfolgt von lateral der Einstich der 4 cm langen Nadel. Anlage einer Quaddel und Vorschieben der Kanüle nach medial, wobei die Nadel leicht zur Oberschenkelstreckseite gesenkt werden kann. Nach dem Durchstechen des Retinaculum patellae laterale „fällt“ die Nadel in den oberen lateralen Rezessus. Nach Aspiration, bei der ein möglicher Erguss punktiert werden kann, werden 3 – 5 ml Procain in das Kniegelenk instilliert.

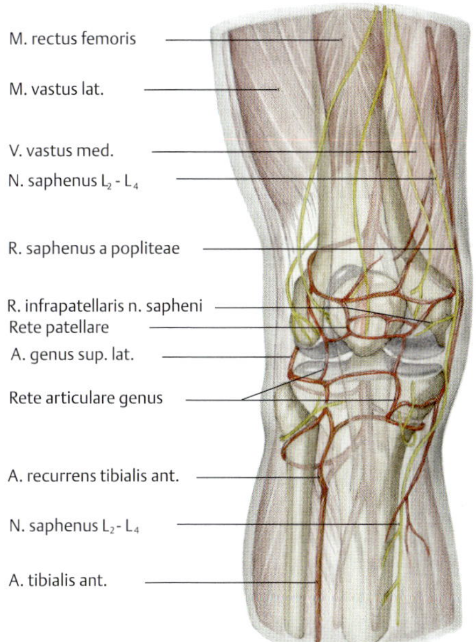

Abb. 112: Topographie des Kniegelenkes mit Arterien und Nerven, vordere Ansicht

Injektion an das obere und untere Sprunggelenk, an die Fußwurzel-Mittelfußgelenke und Zehengelenke

Indikationen

- Frische und alte Verletzungen der Sprung-, Fuß- und Zehengelenke ohne Operationsindikation
- degenerative und entzündliche Erkrankungen der Gelenke, des Band-Kapsel-Apparates und der die Gelenke bewegenden Strukturen

Anatomie

Das obere Sprunggelenk, gebildet von Tibia, Fibula und Talus, welches von der Malleolengabel in seinem Bewegungsumfang geführt wird, ermöglicht die dorsale und plantare Bewegung; das untere Sprunggelenk zwischen Talus und Kalkaneus die Pronation und Supination. Die Gelenkführung des oberen Sprunggelenkes ist trotz solider knöcherner Führung auf einen stabilen Bandapparat angewiesen, um die Malleolengabeln federnd zu fixieren. Dieser Bandapparat (Ligamentum deltoideum, Ligamentum talofibulare anterius et posterius, Ligamentum calcaneofibulare und die Ligamenta tibiofibulare anterius et posterius) sind bei Verletzungen des Fußes sehr häufig mitbeteiligt.
Die Fußwurzelknochen bilden den wenig beweglichen knöchernen Übergang zu den Mittelfußknochen; diese wiederum die Verbindung zu den Zehen, die dank ihrer guten Beweglichkeit für den Abrollvorgang und das Abdrücken des Fußes eine wichtige Rolle spielen. Ähnlich dem anatomischen Aufbau der Hand bestehen zahlreiche Bursen und Sehnenscheiden, welche die Beweglichkeit des Fußes sowie die Statik des Fußskelettes wesentlich prägen. So haben Schwächen der Unterschenkelmuskulatur sowie der kurzen Fußmuskeln entscheidenden Einfluss auf die Form des Fußskelettes.
Die arterielle Durchblutung erfolgt, ausgehend von den A. tibialis anterior et posterior sowie der A. peronaea, über ein arterielles Geflecht beider Malleolen und des Kalkaneus sowie im Fußwurzel-

und Mittelfußbereich über multiple Kollateralen bis zu den paarigen Arterien streck- und beugeseitig der Zehen. Diesen Arterien folgend zieht der Sympathikus als perivasales Geflecht bis in die Endstrombahn und regelt damit die Versorgung aller Gewebeanteile. Eine Störung der Sympathikusfunktion bewirkt eine Störung der Gewebetrophik mit nachfolgender Störung der Funktionen des entsprechenden Gewebes.
Die sensible Versorgung des Sprunggelenkes geht aus den Nn. tibialis, saphenus, peronaeus profundus sowie aus dem N. suralis hervor; die sensible Versorgung der Gelenke der Fußwurzel, des Mittelfußes sowie der Zehen aus den Nn. tibialis, peronaeus superficialis et profundus. Mit diesen somatischen sensiblen Nerven laufen zusätzlich sympathische Fasern für die protopathische Sensibilität. Damit erreicht das zur Therapie benutzte Lokalanästhetikum den Sympathikus durch Injektion an jede Struktur des Sprunggelenkes und der Gelenke der Fußwurzel, des Mittelfußes sowie der Zehengelenke wie auch über die Injektion an die Gefäße und somatischen Nerven.

Injektionstechnik

Injektion an den N. suralis

Gut 4 QF oberhalb der Außenknöchelspitze, 1 QF dorsal der tastbaren Fibulahinterkante liegt der Einstichpunkt der 2 cm langen Kanüle. Nach Anlage einer Quaddel Vorschieben der Kanüle ca. 1 – 1,5 cm. Bei direktem Nadelkontakt mit dem N. suralis kommt es zum Blitzschmerz bis in die kleine Zehe. Infiltration von 0,2 – 0,5 ml bei Blitzschmerz nach Zurückziehen der Kanüle um 2 mm. Ohne Blitzschmerz werden 2 ml Procain infiltriert.

Injektion an den N. peronaeus superficialis

Tasten der distalen Fibula, auf deren vorderen Knöchelrand gut tastbar der N. peronaeus superficialis unter dem Finger nach ventral und dorsal rutschend liegt. Der Einstich erfolgt unmittelbar neben dem tastenden Finger mit der 2 cm langen Nadel. Perineurale Infiltration von 0,5 – 1 ml Procain.

Injektion an das Lig. tibiofibulare anterius et posterius und oberes Sprunggelenk

1 QF oberhalb der Außenknöchelspitze tastbar zieht von der ventralen Fibulakante schräg aufwärts zur Tibia das Ligamentum tibiofibulare anterius. Das ca. 1,5 – 2 cm breite derbe Band spannt sich bei plantarflektiertem und proniertem Fuß gut tastbar auf. Einstich der 2 cm langen Kanüle direkt über dem Band und subkutane Infiltration von 0,5 – 1 ml Procain. Vom selben Einstich mit nach ventral zeigender Spitze wird die Kanüle unter den tastbaren Strecksehnen um 1,5 cm weiter vorgeschoben, an der vorderen Gelenkkapsel werden 1 – 2 ml Procain deponiert.
Injektion an den lateralen Band-Kapsel-Apparat des oberen und unteren Sprunggelenkes
Der Einstichpunkt der 2 cm langen Kanüle liegt ein Querfinger unter der Außenknöchelspitzenmitte. Nach Anlage einer Quaddel wird die Kanüle subkutan infiltrierend nach dorsal und anschließend nach ventral geführt, wobei 1 – 2 ml Procain injiziert werden.

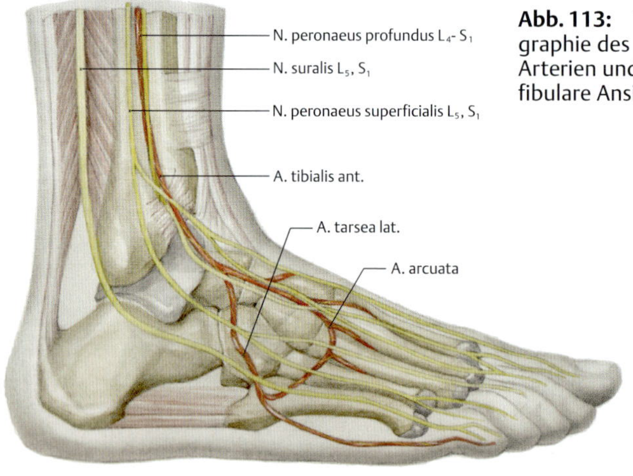

Abb. 113: Topographie des Fußes mit Arterien und Nerven, fibulare Ansicht

Aus gleicher Ausgangsposition wird anschließend die Kanüle am Vorderrand des gut tastbaren Ligamentum calcaneofibulare streng seitlich bis zum Knochenkontakt in 1 – 2 cm Tiefe vorgeschoben; dort werden nach Zurückziehen der Nadel um 1 – 2 mm erneut 1 – 2 ml Procain am lateralen Band-Kapsel-Apparat des unteren Sprunggelenkes deponiert.

Injektion an die A. dorsalis pedis

Die A. dorsalis pedis ist subkutan tastbar auf der Mittellinie des Fußrückens, 1 – 2 QF distal der ventralen Sprunggelenksfalte. Vor dem tastenden Finger erfolgt der Einstich der 2 cm langen Nadel. Subkutane perivasale Infiltration von 0,5 – 1 ml Procain.

Injektion an die Zehengelenke

Durch passive Bewegungen Darstellen des Zehengelenkes. Die Injektion erfolgt tibial wie fibular mit der 2 cm langen Kanüle direkt in Höhe des Kollateralbandapparates. Pro Injektion werden 0,5 ml Procain verwendet.

Injektion an die Gefäßnervenbündel der Zehen (Oberst-Anästhesie)

Tibial wie fibular an der Basis der Zehen in Höhe des Grundgliedschaftes wird streckseitig mit der 2 cm langen Kanüle senkrecht zur Zehe eingestochen. Nach subkutaner Infiltration von 0,5 ml Procain wird die Nadel bis auf die Beugeseite der Zehe vorgeschoben, dort werden ebenfalls 0,5 ml Procain infiltriert.

Injektion an den N. saphenus

Ein Querfinger oberhalb des Winkels zwischen Innenknöchelvorderkante und distaler Tibia verläuft zusammen mit der V. saphena magna der N. saphenus und ist dort gut tastbar. Vor dem tastenden Finger wird die 2 cm lange Kanüle eingestochen, und perineural werden 0,5 – 1 ml Procain infiltriert.

Injektion an die A. tibialis posterior und den N. tibialis

Die A. tibialis ist sicht- und tastbar an der Hinterkante des Malleolus medialis. Der Einstich der 2 cm langen Kanüle erfolgt unter digitaler Kontrolle. In ca. 0,5 cm Tiefe wird 1 ml Procain perivasal infiltriert. Der N. tibialis verläuft wenige Millimeter dorsal der Arterie und kann dort durch dieselbe Injektion mit gleicher Technik erreicht werden.

Injektion an den Bandapparat des Innenknöchels und der Art. subtalaris

1 QF unterhalb der Innenknöchelspitze erfolgt der Einstich der 2 cm langen Kanüle; in ca. 0,5 cm Tiefe werden nach ventral und dorsal an das Ligamentum deltoideum 1 – 1,5 ml Procain infiltriert.
Der mediale Band-Kapsel-Apparat findet sich knapp 2 QF unterhalb der Innenknöchelspitze. Hier erfolgt der Einstich der 2 cm langen Kanüle. In ca. 1,5 cm Tiefe wird nach ventral und dorsal jeweils 1 ml Procain perikapsulär infiltriert.

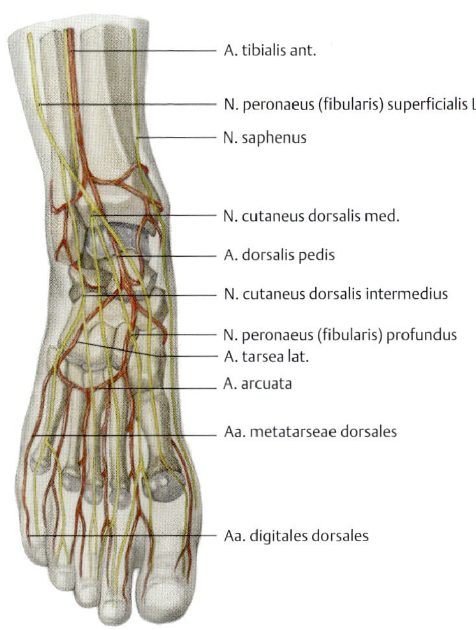

Abb. 114: Topographie des Sprunggelenkes und des Vorfußes mit Arterien und Nerven, ventrale Ansicht

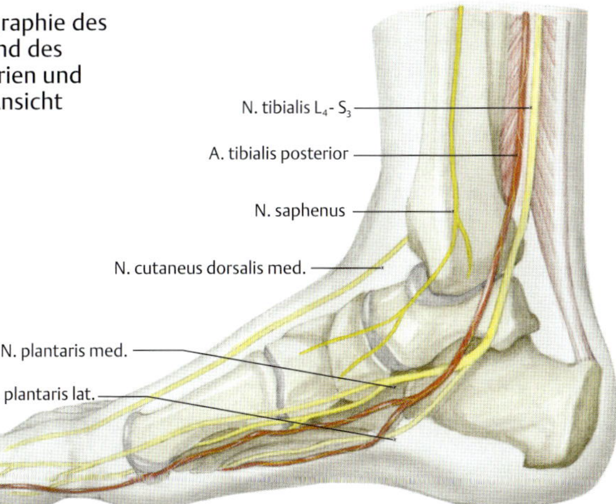

Abb. 115: Topographie des Sprunggelenkes und des Vorfußes mit Arterien und Nerven, mediale Ansicht

Literaturverzeichnis

Ader, H.: 10 Jahre neuraltherapeutische Ambulanz an der Universitätskinderklinik Wien. In: Dosch, P.: Freudenstädter Vorträge, Bd. 7. Haug, Heidelberg 1981

Adler, E.: Störfeld und -herd im Trigeminusbereich. 4. Aufl., E. Fischer, Heidelberg 1990

Althoff, H.: Die therapeutische Novokainanwendung in der Inneren Medizin. Steinkopff, Dresden 1947

Althoff, H.: Therapie mit Novokain. In: Killian, H.: Lokalanästhesie und Lokalanästhetika. Thieme, Stuttgart 1973

Anselmino, K. J.: Neue Wege der Eklampsie- und Präeklampsiebehandlung: Die Blockade des Nierenbereiches und des Ganglion stellatum. Schweiz. med. Wschr. 52 (1950) 1373

Banger, W.: Stellatumblockade und Pneumothorax. Med. Klin. 15 (1951) 1175

Barop, H.: Neuraltherapie nach Huneke als adjuvante und alternative Behandlung in der Knochen- und Gelenkchirurgie. In: Dosch, P.: Freudenstädter Vorträge, Bd. 13. Haug, Heidelberg 1988

Bayer, L.: Über eine Möglichkeit therapeutischer Beeinflussung akuter Magengeschwüre. Dtsch. med. Wschr. 62 (1936) 636

Becke, H.: Harninkontinenz und Reizblase aus der Sicht der Neuraltherapie. Erfahrungsheilkunde 24 (1975) 315–318

Becke, H.: Neuraltherapie und Akupunktur in der Gynäkologie und Geburtshilfe. Zbl. Gynäkol. 104 (1982) 602–609

Becke, H.: Die Neuraltherapie und ihre Einsatzmöglichkeiten in der medizinischen Grundbetreuung – dargestellt an der Behandlung des lumbosakralen Schmerzes und der Migräne. Dissertation B (Habilitationsschrift), Akademie für ärztliche Fortbildung. Berlin 1991

Becke, H.: Neuraltherapie bei Kreuzschmerz und Migräne. Hippokrates, Stuttgart 1991

Bergsmann, O.: Herdwirkung in der Pulmonologie. Therapiewoche 15 (1965) 1284–1287

Bergsmann, O.: Asymmetrische Leukozytenbefunde bei Lungentuberkulose. Wien. klin. Wschr. 77 (1965) 618–621

Bergsmann, O.: Neuraltherapie und ihr Anschluß bei Erkrankungen der Lunge. Phys. Med. Rehab. 11 (1970) 233–237

Bergsmann, O., Bergsmann, R.: Projektionssymptome. 2. Aufl., Fakultas, Wien 1990

Begsmann, O., Eder, M.: Thorakale Funktionsstörungen.

Haug, Heidelberg 1977

Boenninghaus, H. G.: Hals-Nasen-Ohrenheilkunde. 2. Aufl., Springer, Berlin 1972

Bonica, J. J.: The Management of Pain. Lea & Ferbiger, Philadelphia 1953

Bonica, J. J.: Clinical Applications of Diagnostic and Therapeutic Nerv Blocks. Blackwell, Oxford 1958

Braemer, Ch.: Neuraltherapeutische Erfahrungen bei Mensch und Tier. Erfahrungsheilkunde 20 (1971) 73–76

Braeucker, W.: Die Heilerfolge der gezielten neuroregulatorischen Sympathikustherapie. Haug, Ulm 1958

Brandenburg, K.: Behandlung des frischen Schlaganfalls mit Novokaininfiltration des Ganglion stellatum. Med. Klinik 4 (1938) 29

Braus, H., Elze, C.: Anatomie des Menschen, 3. Bd. Periphere Leitungsbahnen II Zentrales Nervensystem, Sinnesorgane. 2. Aufl., Springer, Berlin 1960

Brices, F. A.: Die Behandlung chronischer Magengeschwüre mit Injektionen des Langzeit-Präparates Cellnovocain durch das Fibrogastroskop in die Submucosa des Magens. Zeitschr. Therap. Arch. (Moskau) 47 (1957) 97–103

Bück, F.: Novokaininfiltration des Sympathikus als Frühbehandlung der Erfrierungen der Gliedmaßen. Chirurg (1943) 347

Clara, M.: Das Nervensystem des Menschen. Barth, Leipzig 1942

Descomps, H.: Die therapeutische Wirkung anästhesierender Infiltrationen an vegetativen Nerven im retrostyloidalen Bereich. In: Voss, H. F.: Deshalb Neuraltheapie. ML-Verlag, Ülzen 1968

Dittmann, E. C., Zipf, H. F.: Schmerzauslösung und Pharmakologie der Lokalanästhetika. In: Killian, H.: Lokalanästhesie und Lokalanästhetika zur operativen, diagnostischen und therapeutischen Zwecken. Thieme, Stuttgart 1973 (S. 76–144)

Dittmar, F., Dobner, E.: Die neurotopische Diagnose und Therapie innerer Krankheiten. Haug, Ulm 1964

Dosch, P.: Narben und Neuraltherapie. Landarzt 32 (1956) 544–546

Dosch, P.: Die Beseitigung von Comotio- und Contusiocerebrifolgen mit Impletol. Erfahrungsheilkunde 14 (1965) 101–108

Dosch, P.: Die Anästhesie des Ganglion stellatum nach Fontaine und De Sèze in der Neuraltherapie. Hippokrates 36 (1965) 832–835

Dosch, P.: Die gynäkologischen Organe als Störfeld für chronische Krankheiten. In: Voss, H. F.: Deshalb Neuraltherapie. ML-Verlag, Ülzen 1968

Dosch, P.: Die Schilddrüse und ihre neuraltherapeutische Behandlung. In: Freudenstädter Vorträge 1977/78. Haug, Heidelberg 1978

Dosch, P.: Neuraltherapie in der Schwangerschaft und Geburtshilfe. In: Freudenstädter Vorträge 1985, Bd. 10. Haug, Heidelberg 1986

Dosch, P.: Freudenstädter Vorträge, Bd. 12. Haug, Heidelberg 1988

Dosch, P.: Lehrbuch der Neuraltherapie nach Huneke. 14. Aufl., Haug, Heidelberg 1995

Dosch, U.: Erste Ergebnisse des Einsatzes von Prokain auf einer neurologischen Intensivstation. In: Dosch, P.: Freudenstädter Vorträge 1977/ 78, Bd. 5. Haug, Heidelberg 1979

Dosch, U.: Bildatlas zur Technik der Neuraltherapie mit Lokalanästhetika. Haug, Heidelberg 1979

Draczynski, G.: Die Neuraltherapie nach Huneke aus der Sicht des Systems der Grundregulation. In: Drost, E.: Erfahrungen mit Blockaden im sympathischen System bei der akuten Pankreatitis. Zbl. Chir. 37 (1957) 1563–1567

Du Mesnil de Rochemont, W., Hensel, H.: Messung der Hautdurchblutung am Menschen bei Einwirkung verschiedener Lokalanästhetika. In: Naunyn-Schmiedebergs Arch. exp. Pathol. Pharmakol. 239 (1960) 464–474

Eder, M.: Herdgeschehen – Komplexgeschehen. Haug, Heidelberg 1977

Eichholtz, F.: Die Anwendung von Novokain in der Inneren Medizin I zur Pharmakologie. Klin.Wschr. 28 (1950) 761–774

Eichholtz, F.: II Toxikologie der lokalanästhetischen Stoffe. Klin.Wschr. 30 (1952) 97

Eichholtz, F., Fleckenstein, A., Muschaweck, R.: Weitere Untersuchungen über die pharmakologische Ausschaltung des Bezold-Jarisch-Reflexes. Naunyn-Schmiedebergs Arch. exp. Pathol. Pharmakol. 212 (1950) 132–142

Emich, R.: Neuraltherapie bei Herzkrankheiten. In: Dosch, P.: Freudenstädter Vorträge 1974, Bd. 2. Haug, Heidelberg 1975

Falta, W., Fenz, E.: Über den therapeutischen Wert der Novokaininfiltration in der Inneren Medizin. Wien. med.Wschr. 50 (1938) 579–583

Feneis, H.: Anatomisches Bildwörterbuch der internationalen Nomenklatur. 5. Aufl., Thieme, Stuttgart 1982

Fenz, E.: Behandlung rheumatischer Erkrankungen durch Anästhesie. Steinkopff, Dresden 1951

Fischl, F. et al.: Inwieweit kann die postoperative Rekonvaleszenz durch eine Prokain-Therapie verkürzt bzw. erleichtert werden? Öst. Ärzteztg. 37 (1982) 527–531

Fleckenstein, A.: Die periphere Schmerzauslösung und Schmerzausschaltung. Steinkopff, Frankfurt 1950

Fleckenstein, A.: Mechanismus von Erregung und Erregungshemmung unter besonderer Berücksichtigung des Novokain. Anaesthesist 3 (1954) 15–19

Fleckenstein, A.: Der Kalium-Natrium-Austausch als Energieprinzip im Muskel und Nerv. Springer, Berlin 1955

Fleckenstein, A., Hardt, A.: Der Wirkungsmechanismus der Lokalanästhetika und Antihistaminkörper – Ein Permeabilitätsproblem. Klin. Wschr. 27 (1949) 360-363

Fleischhacker, H.: Zur klinischen Bedeutung des Herdgeschehens. Öst. Z. Stomatol. 60 (1963) 401–409

Fleischhacker, H.: Klinik der Herderkrankungen. Therapiewoche 15 (1965) 1274–1278

Fontaine, R.: Irradiation im vegetativen Nervensystem. Hippokrates 36 (1965) 4

Frick, H., Leonhard, H., Starck, D.: Spezielle Anatomie II. Taschenlehrbuch der gesamten Anatomie, Bd. 2. 4. Aufl., Thieme, Stuttgart 1992

Fuchs, J.: Neuraltherapie am Auge. Therapiewoche 6 (1955) 1–2

Fujita, T., Canno, T., Kobayashi, S.: The paraneuron. Springer, Berlin 1988

Funk, R.: Abortus imminens – Was ist von Prokain zu halten? Med.Trib. 29 (1980) 43-47

Funk, R.: Prokain ersetzt herkömmliche Tokolyse. Sexualmedizin 5 (1985) 290–293

Glaser, M., Türk, R.: Herdgeschehen, Diagnostik und Therapie. E. Fischer, Heidelberg 1982

Goebel, J.: Gefahren und Grenzen, Mißverständnisse und Irrtümer der Neuraltherapie. In: Dosch, P.: Freudenstädter Vorträge 1974, Bd. 2. Haug, Heidelberg 1975

Goebel, J.: Ein günstiger Weg für die Injektion zum Ganglion cervicale superius. In: Dosch, P.: Freudenstädter Vorträge 1983/84, Bd. 9. Haug, Heidelberg 1985

Goecke, H.: Behandlung der Zervixhypersekretion. Ärztl. Prax. III (1951), 25

Goecke, H.: Über Erfahrungen mit der Neuraltherapie in der Gynäkologie und Geburtshilfe. Hippokrates 33 (1962) 153–156

Gross, D.: Der neurale Faktor im Herdgeschehen. Dtsch. med. Wschr. 79 (1954) 1853

Gross, D.: Innervierte Strombahn, Gefäßzone, Quadrant und ihre Bedeutung für die Therapie. Acta neuroveg. 30 (1967) 522–535

Gross, D.: Therapeutische Lokalanästhesie. Hippokrates, Stuttgart 1989

Gross, D., Nonnenbruch, W.: Die vasale Ordnung im vegetativen Nervensystem als Grundlage für die Neuraltherapie. Med. Klin. 7 (1952) 517–539

Gutmann, H.: Schmerz und Schmerztherapie in der Augenheilkunde. Hippokrates 39 (1968) 811

Hänisch, R.: Das odontogene Störfeld in der Geriatrie. In: Dosch, P.: Neuraltherapie nach Huneke. Freudenstädter Vorträge 1988, Bd. 13. Haug, Heidelberg 1989

Härtel, H.: Bildatlas der Herddiagnostik im Kieferbereich. Haug, Heidelberg 1992

Hahn-Godeffroy, J. D.: Die Injektion an das Ganglion stellatum. In: Dosch, P.: Freudenstädter Vorträge, Bd. 12. Haug, Heidelberg 1988

Hahn-Godeffroy, J. D.: Zum Zwischenfallsrisiko von neuraltherapeutischen Injektionen im Kopf- und Halsbereich. In: Dosch, P.: Freudenstädter Vorträge, Bd. 13. Haug, Heidelberg 1989

Hahn-Godeffroy, J. D.: Zur Unverzichtbarkeit von Prokain in der Neuraltherapie. Ärztez. Naturheilverf. 32 (1991) 722–730

Hahn-Godeffroy, J. D.: Prokain in der Neuraltherapie nach Huneke, Literaturüberblick und zusammenfassende Bewertung. Allgemeinarzt 14 (1993) 1–8, 876-883

Hansen, K., Schliack, H.: Segmentale Innervation. Thieme, Stuttgart 1962

Harrer, G.: Der neurale Faktor in der Neuraltherapie. In: Dosch, P.: Freudenstädter Vorträge 1971/72, Bd. 1. Haug, Heidelberg 1974

Heine, H.: Weitreichende Wechselwirkungen als Grundlage der Homöostase. Funktionelle Aspekte der Neuraltherapie. Ärztez. Naturheilverf. 27 (1987) 915–919

Heine, H.: Grundsätzliches zur Theorie der Neuraltherapie. In: Dosch, P.: Freudenstädter Vorträge 1988, Bd. 13. Haug, Heidelberg 1989

Heine, H.: Lehrbuch der biologischen Medizin. Hippokrates, Stuttgart 1990

Hirsch, E.: Pharmakodynamische Wirkung der Lokalanästhesie. In: Voss, H. F.: Deshalb Neuraltherapie. ML-Verlag, Ülzen 1969 (99–106)

Hoff, F.: Behandlung innerer Krankheiten. Thieme, Stuttgart 1960

Hoff, F.: Klinische Probleme der vegetativen Regulation in der Neuralpathologie. 77. Jahrg. Dtsch. med. Wschr. 3 (1952)

Hoff, F.: Klinische Probleme der vegetativen Regulation in der Neuralpathologie. 77. Jahrg. Dtsch. med. Wschr. 5 (1952) 146–150

Hoff, F.: Probleme der vegetativen Regulation in der Neuralpathologie. 77. Jahrg. Dtsch. med. Wschr. 4 (1952) 112–115

Holtermann, H.: Klinische Erfahrungen mit nervaler Therapie von Dermatosen. Neuralmedizin 3 (2) (1955) 98–106

Hopfer, F.: Über die postischialgische Durchblutungsstörung nach Reischauer. In: Voss, H. F.: Deshalb Neuraltherapie. ML-Verlag, Ülzen 1969

Hopfer, F.: Das Syndrom des Schulterschmerzes. In: Dosch, P.: Freudenstädter Vorträge 1980, Bd. 7. Haug, Heidelberg 1981

Hopfer, F.: Diagnostische und therapeutische Erfahrungen mit Impletol. Öst. Z. Stomatol. 55 (9) (1958) 484–496

Huneke, F.: Unbekannte Fernwirkungen der Lokalanästhesie. Hippokrates 31-32 (1944) 380–385

Huneke, F.: Focusproblem und Sekundenphänomen in seiner Bedeutung für den Zahnarzt. Dtsch. Zahnärztl. Z. 23 (1950) 1269–1278

Huneke, F.: Focusprobleme und Sekundenphänomene. Münch. med. Wschr. 11 (1951) 521–528

Huneke, F.: Die Behandlung von Herzstörungen. Neuraltherap. Schau. Med. Welt 47 (1951) 1465–1468

Huneke, F.: Gynäkologie und Focusproblem. Ärztl. Wschr. 7 (41) (1952) 967–968

Huneke, F.: Das Focusproblem in neuraltherapeutischer Schau. Hippokrates 23, 22 (1952) 625–633

Huneke, F.: Krankheit und Heilung anders gesehen. Stauffen, Köln 1953

Huneke, F.: Das Sekundenphänomen. Neuralmedizin 1 (1953) 62–75

Huneke, F.: Neuraltherapie und Sekundenphänomen mit Impletol. Therapiewoche 9–10 (1953) 225–230

Huneke, F.: Die Novokainbehandlung. Monatsbl. Ärztl.Fortbild. 3 (1954) 92–96, Huneke, F.: Zahnarzt und Sekundenphänomen. Zahnärztl. Referate 56 (13–14) (1955) 256–259

Huneke, F.: Die Behandlung organischer und funktioneller Herzkrankheiten mit Impletol. Hippokrates 26–18 (1955) 250–254

Huneke, F.: Neuraltherapie, Betrachtung eines Schulmediziners. Hippokrates 26, 21 (1955) 633–638

Huneke, F.: Neuraltherapie, Betrachtung eines Schulmediziners. Hippokrates 26, 22 (1955) 671–677

Huneke, F.: Neuraltherapie, Sekundenphänomen und Chirurgie. Hippokrates 27, 21 (1956) 675–682

Huneke, F.: Die Behandlung der verschiedenen Formen des Rheumatismus durch Impletol. Med. Woche 31–32 (1957) 1127–1128

Huneke, F.: Grundlegendes Problem der Neuraltherapie. Haase, Lübeck 10 (1958) Sonderdruck

Huneke, F.: Über das Wesen der Heilung. Erfahrungsheilkunde 8 (10) (1959) Sonderdruck

Huneke, F.: Krankheit und Heilung anders gesehen. 10. Aufl., Stauffen Köln 1959

Huneke, F.: Über die Häufigkeit des Sekundenphanomens

in meiner Praxis. Hippokrates 31, 3 (1960) 74–77
Huneke, F.: Das Sekundenphänomen. 5. Aufl., Haug, Heidelberg 1983
Huneke, F.: Das Sekundenphänomen in der Neuraltherapie. 6. Aufl., Haug, Heidelberg 1989
Huneke, W.: Die Bedeutung des Störungsfeldes bei Gelenkerkrankungen. Ärztl. Prax. 12 (1960) 65–66
Huneke, W.: Neuraltherapie bei Gelenkerkrankungen. Ärztl. Prax. 15 (1963) 2833, 2849-2851
Huneke, W.: Neuraltherapie bei Gallenwegserkrankungen. Hippokrates 35 (1964) 69-71
Jenkner, F. L.: Nervenblockaden auf pharmakologischem und elektrischem Weg. Springer, Berlin 1980
Jung, F.: Neualtherapie obstruktiver Blasenhalserkrankungen. In: Dosch, P.: Freudenstädter Vorträge 1980, Bd. 7. Haug, Heidelberg 1981
Junghanns, H.: Die Wirbelsäule unter den Einflüssen des täglichen Lebens, der Freizeit, des Sportes. Hippokrates, Stuttgart 1986
Kahle, W.: Taschenatlas der Anatomie, Bd. 3: Nervensystem und Sinnesorgane. 6. Aufl., Thieme, Stuttgart 1991
Kappis, M.: Die diagnostische und therapeutische Verwertung der paravertebralen Novokaineinspritzung. Ther. d. Gegenw. 66 (1925) 335-338
Kellner, G.: Die Wirkung des Herdes auf die Labilität des humuralen Systems. Öst. Z. Stomatol. 60 (1963) 312
Kellner, G.: Zur Histochemie der Narbe. Hippokrates 36 (1965) 770–785
Kellner, G.: Wundheilung und Wundheilungsstörung. Erfahrungsheilkunde 6 (1971) 173–178
Killian, H.: Lokalanästhesie und Lokalanästhetika zu operativen, diagnostischen und therapeutischen Zwecken. Thieme, Stuttgart 1973
Kothbauer, O.: Über die Druckpunktdiagnose und Neuraltherapie bei Tieren. Wien. tierärztl. Mschr. 48 (1961) 282–294
Kothbauer, O.: Zur Behandlung von Gelenkschwellungen beim Rind durch Neuraltherapie. Wien. tierärztl. Mschr. 60 (1973) 379–381
Kothbauer, O.: Neuraltherapie in der Veterinärmedizin. Ein Beitrag zur Objektivierung. In: Dosch, P.: Freudenstädter Vorträge 1974, Bd. 2. Haug, Heidelberg 1975
Kothbauer, O.: Neuraltherapie beim Rind. Spezielle Anwendung in der Gynäkologie und Geburtshilfe. In: Dosch, P.: Freudenstädter Vorträge 1983/84, Bd. 9. Haug, Heidelberg 1985
Kulenkampff, D.: Die örtliche Betäubung als diagnostisches und Behandlungsmittel. Zbl. Chir. 78 (1949) 588–599

Kulenkampff, D.: Über die örtliche Betäubung zu Behandlungszwecken bei der akuten Epididymitis. Münch. med. Wschr. 84 II (1973) 1175
Laewen, A.: Die Verwendung der Sakralanästhesie. Zbl. Chir. 38 (1910) 708
Laewen, A.: Weitere Erfahrungen über paravertebrale Schmerzaufhebung zur Differentialdiagnose von Erkrankungen der Gallenblase, des Magens, der Niere und des Wurmfortsatzes sowie der Behandlung postoperativer Lungenkomplikationen. Zbl. Chir. 50 (1923) 461
Lautenbach, E.: Nerven (Zahn, Mund, Kiefer). Dausien, Hanau 1994
Leicher, H., Haas, E.: Hals-NasenOhrenheilkunde, Heilanästhesie. In: Killian, H.: Lokalanästhesie und Lokalanästhetika zu operativen, diagnostischen und therapeutischen Zwecken. Thieme, Stuttgart 1973 (544–554)
Leriche, A.: Die Chirurgie des Schmerzes. Barth, Leipzig 1958
Leriche, A.: Die Stellatumanästhesie bei der Lungenembolie. Rev. Chir. 83 (1937) 187
Leriche, A.: Literaturstelle über die Stellatumanästhesie bei Hirnembolie, bei Gefäßspasmen, nach Hirnoperationen und bei Hemiplegien. Rev. Chir. 55 (1936) 755
Leriche, A.: Die peri- und intraarteriellen Novokaininjektionen in der Neuralmedizin. Neuralmedizin 3 (1955) 2–5
Leriche, A.: Die Behandlung posttraumatischer vasomotorischer Störungen. Neuralmedizin 3 (1955) 15–17
Liebeton, K.: Die Behandlung mit Impletol bei den gynäkologischen Erscheinungen der vegetativen Dystonie. Inauguraldissertation aus der Frauenklinik der westfälischen Wilhelms-Universität Münster 1956
Loose, K. E.: Grundlage, Beobachtungen und Ergebnisse bei der Behandlung von 6000 Gefäßkranken. Dtsch. med. Wschr. 87 (1962) 2117ff.
Mackenzie, J.: Krankheitszeichen und ihre Auslegung. Kabitzsch, Leipzig 1921
Mandel, F.: Blockade und Chirurgie des Sympathikus. Springer, Berlin 1953
Mayer, A.: Zum Störfeldgeschehen im Zahn-, Mund- und Kieferbereich. In: Dosch, P.: Neuraltherapie nach Huneke. Freudenstädter Vorträge 1975, Bd. 3. Haug, Heidelberg 1976
Merckelbach, F.: Neuraltherapie in der Orthopädie. Hippokrates 25 (1954) 356
Merckelbach, F.: Die Bedeutung des Herdgeschehens in der Orthopädie. Herdtherapie 1 (1955) 4
Mink, E.: Behebung der Therapieresistenz beim habituellen Abortus durch Neuraltherapie der Schilddrüse. Zbl. Gy-

näkol. 81 (1959) 1311–1317

Mink, E.: Grundbegriffe der gynäkologischen Prokaintherapie. Frauenarzt 13 (1972) 36–42, 92–100

Mink, E.: Prokaintherapie nach Huneke in der Gynäkologie. 3. Aufl., Haug, Heidelberg 1986

Mönch, A.: Die Infiltrationsanästhesie im entzündeten Gewebe. Ärztl.Forsch. 1 (1947) 18-19, 336-345

Monnier, N.: Physiologie und Pathophysiologie des vegetativen Nervensystems, Band 1 und 2. Hippokrates, Stuttgart 1963

Muschaweck, R.: Lokalanästhesie als Heilmethode in ihrer historischen Entwicklung. Hippokrates 36 (1956) 873

Muschaweck, R.: Novokain zur Behandlung paravenöser Infiltrationen. Med. Klin. 59 (1964) 1806

Nolte, H.: Einseitige, doppelseitige Stellatumblockade in der Therapie der Lungenembolie. Anaesthesist 13 (1964) 160-163

Nonnenbruch, W.: Die doppelseitigen Nierenerkrankungen. Enke, Stuttgart 1949

Nonnenbruch, W.: Die Lehre von Ricker und Speransky und ihre Anwendung auf eine Ganzheitsbetrachtung der Nierenpathologie. Neuralmedizin 3 (1955) 135–150

Nonnenbruch, W., Gross, D.: Neuralmedizin – Zeitschrift für Theorie und Praxis der neuraltherapeutischen Verfahren. 1.-4. Jahrgang. 4 Bände. Stuttgart 1953–1956

Perger, F.: Einführung in die blutchemischen Wirkungen des Störfeldes. Erfahrungsheilkunde 25 (1976) 269–274

Perger, F.: Möglichkeiten zur Objektivierung der Neuraltherapie nach Huneke. In: Dosch, P.: Freudenstädter Vorträge 1986, Bd. 11. Haug, Heidelberg 1987

Perger, F.: Unterschiedliche Entwicklungen der Schwermetallbelastungen (Blei, Kadmium, Quecksilber) und ihre Therapie. Ärztez. Naturheilverf. 10 (1987) 774–794

Pernkopf, E.: Atlas der topographischen und angewandten Anatomie des Menschen. 2 Bde. Hrsg. v. Platzer, W., 3. Aufl., Urban & Schwarzenberg, München 1987–1989

Piepkorn, U.: Ganglion stellatum-Ausschaltung bei zentral bedingten Extremitätenschmerzen. Schweiz. med. Wschr. 80 (1950) 103

Pierach, A., Stoltz, K.: Die Behandlung des Lungenödems mit Novokainblockade des rechten Ganglion stellatum. Dtsch. med. Wschr. 44 (1952) 1344

Piotrowski, H.: Ganzheitstherapie bei Augenkrankheiten. 2. überarb. Aufl. Haug, Heidelberg 1982

Pischinger, A.: Die vegetativen Grundlagen des Herdgeschehens. Öst. Z. Stomatol. 60 (1963)

294–311
Pischinger, A.: Das System der Grundregulation. 5. Aufl. Grundlagen für eine ganzheitsbiologische Theorie der Medizin. 7. Aufl., Haug, Heidelberg 1980
Pischinger, A.: Das System der Grundregulation. 7. Aufl., Haug, Heidelberg 1989
Przemeck, H., Grüger, W.: Klinische Beiträge zur Neuraltherapie in der Chirurgie. Zbl. Chir. 74 (1949) 599–605
Ratschow, M.: Kritisches zur Wirkungsbreite der Neuraltherapie. Dtsch. med. Wschr. 77 (1951) 308–311
Rauber/Kopsch : Leonhard, H., Tillmann, B., Zilles, K. (Hrsg.): Topographie der Organsysteme, Systematik der peripheren Leitungsbahnen. Thieme, Stuttgart 1988
Rauber/Kopsch: Anatomie des Menschen. Hrsg. von Leonhard, H., Tillmann, B., Töndury, G., Zilles, K. in 4 Bde. Bd. 3: Nervensystem, Sinnesorgane. Thieme, Stuttgart 1987
Rausch, F.: Der Herderkrankungskomplex. Werk Verlag Banaschewski, München 1969
Rausch, F.: Herdzusammenhänge in Theorie und Praxis. Werk Verlag Banaschewski, München 1965
Reischauer, F.: Untersuchungen über den lumbalen und zervikalen Bandscheibenvorfall. Thieme, Stuttgart 1949
Reischauer, F.: Zur Technik der lokalen Novokainbehandlung bei Lumbago, Ischias. Dtsch. med. Wschr. 78 (1953) 1375
Reischauer, F.: Novokaintherapie in der Chirurgie. Langenbecks Arch. klin. Chir. 298 (1961) 391–404
Riccabona, A.: Das Herdteam – Praxis und Ergebnisse umfassender Herdtherapie. Rhino-laryngologischer Beitrag. Therapiewoche 15 (1965) 1292–1294
Ricker, G.: Pathologie als Naturwissenschaft, Relationspathologie. Springer, Berlin 1924
Ritter, R.: Therapie der fokalen Infektion unter der Theorie von Ricker und Speransky. Zahnärztl. Welt 2 (1950) 29
Rohen, J. W.: Funktionelle Anatomie des Nervensystems. Schattauer, Stuttgart 1985
Roques, von, K. R.: Die Stellung der Heilanästhesie in der Pathologie und Therapie. Münch. med. Wschr. 87 (1940) 34–37
Roques, von, K. R.: Die Behandlung schwerer Tonsillenerkrankungen mittels der Stallatumanästhesie. Münch. med. Wschr. 92 (1950) 135
Rost, A.: Objektivierung der Neuraltherapie nach Huneke durch die Thermographie. In: Dosch, P.: Freudenstädter Vorträge 1986, Bd. 11. Haug, Heidelberg 1987
Samandari, F.: Funktionelle Anatomie

der Hirnnerven und des vegetativen Nervensystems. de Gruyter, Berlin 1984

Sauer, R.: Neuraltherapie nach Huneke in der ärztlichen Praxis. Dissertation an der Universität Düsseldorf 1988

Schiffter, R.: Neurologie des vegetativen Systems. Springer, Berlin 1985

Schimmel, W.: Über die Wirkung des intravenös verabreichten Novokains auf den arteriellen Kreislauf und auf den Sauerstoffwechsel des Menschen. Naunyn-Schmiedebergs Arch. exp. Pathol. Pharmakol. 216 (1952) 390–392

Schleich, C. L.: Schmerzlose Operationen. 3. Aufl., Springer, Berlin 1906

Schmidt, R. F.: Grundriß der Neurophysiologie. 5. Aufl., Springer, Berlin 1983

Schmidt, R. F., Schaible, H.G., Vahle-Hinz, C.: Find afferent nervfasers and pain. VCH, Weinheim 1987

Schmitt, W.: Die Novokainblockade des Ganglion stellatum. Barth, Leipzig 1955

Schroeder, H. E.: Orale Strukturbiologie. 4. Aufl., Thieme, Stuttgart 1992

Schwamm, E.: Thermographische Störfelddiagnostik. In: Dosch, P.: Freudenstädter Vorträge 1974, Bd. 2. Haug, Heidelberg 1974

Siegen, H.: Theorie und Praxis der Neuraltherapie mit Impletol. Stauffen, Köln 1953

Siegen, H.: Grundlagen der Neuraltherapie mit Impletol. Hippokrates 32 (1961) 348–357

Siegen, H.: Das nervale Störfeld. In: Voss, H. F.: Deshalb Neuraltherapie, ML-Verlag, Ülzen 1968

Siegen, H.: Die immunologische Ausgleichung von Spender- und Empfängerorganismus, eine klassischneuroregulative Aufgabe. In: Dosch, P.: Freudenstädter Vorträge 1974, Bd. 2. Haug, Heidelberg 1975

Siegmund, H.: Pathologisch-anatomische Befunde an dentalen Kieferherden bei brückenlosen Zähnen (mit Bemerkungen zur Frage der chronischen Tonsillitis). Deutsche Gesellschaft für Innere Medizin, 51. Kongreß (1939) 534–544

Siegmund, H.: Zur Pathogenese und Pathologie von örtlichen Kälteschäden. Münch. med. Wschr. 89 (1942) 827

Simon, A.: Durchblutungsstörungen und Neuraltherapie. In: Dosch, P.: Freudenstädter Vorträge 1981/82, Bd. 8. Haug, Heidelberg 1983

Soyka, D.: Kopfschmerz. Edition Medizin, 2. Aufl., VCH, Weinheim 1989

Speransky, A. D.: Grundlage einer Theorie der Medizin. Sänger, Berlin 1950

Spernol, R., Riss, P.: Urodynamische Überprüfung der Neuraltherapie bei motorischer und sensorischer Reiz-

blase. Geburtsh. u. Frauenheilk. 42 (1982) 527–529
Spiess, G.: Die Heilwirkung der Anästhetika. Zlbl. inn. Med. 23 (1902) 22
Spiess, G.: Die Bedeutung der Anästhesie in der Entzündungstheorie. Münch. med. Wschr. 53 (1906) 347
Spiess, G.: Die Bedeutung der Anästhesie in der Entzündungstherapie und ihre Nutzanwendung speziell bei der Behandlung der Kehlkopftuberkulose. Arch. laryngol. 21 (1909) 120–125
Stacher, A.: Über das Huneke(Sekunden-)Phänomen und seine Objektivierung. In: Voss, H. F.: Deshalb Neuraltherapie. ML-Verlag, Ülzen 1968
Stoehr, P. H., jun.: Beobachtung und Reflektionen zur pathologischen Histologie des vegetativen Nervensystems. Ärztl. Wschr. 8 (1946) 253
Stoehr, P. H., jun.: Bemerkungen über die Endigungsweise des vegetativen Nervensystems. Acta neuroveg. 1 (1950) 74
Stüben, J.: Experimentelle Untersuchungen über die bakteriziden und bakteriostatischen Eigenschaften einiger Lokalanästhetika. Dtsch. zahnärztl. Z. 9 (1954) 617–628
Stys K., Bruce R. R., Waxman S.G.: Tertiary and Quaternary Local Anesthetics protect CNS White Matter from Anoxic Injury at Concentrations that do not block Excitability. J. Neurophysiol. 67 (1992)1
Sudeck, P.: Die sogenannte akute Knochenatrophie als Entzündungsvorgang. Chirurg 8 (1942) 14
Sunder-Plassmann, P.: Das Leriche-Syndrome. Neuralmedizin 3 (1955) 10-15
Tilscher, H., Eder, M.: Lehrbuch der Reflextherapie. 2. Aufl., Hippokrates, Stuttgart 1989
Tilscher, H., Eder, M.: Schmerzsyndrome der Wirbelsäule. 5. Aufl., Hippokrates, Stuttgart 1991
Voll, R.: Wechselbeziehungen von Odontomen zu Organ- und Gewebssystemen. In: Dosch, P.: Freudenstädter Vorträge 1974, Bd. 2. Haug, Heidelberg 1975
Vossschulte, K.: Grundlagen der Schmerzbekämpfung durch Sympathikusausschaltung. Urban & Schwarzenberg, Berlin 1949
Weihrauch, T. R.: Internistische Therapie 1990. 8. Aufl., Urban & Schwarzenberg, München 1990
Werkmeister, H.: Neuraltherapie und Strahlenbehandlung Krebskranker. In: Dosch, P.: Freudenstädter Vorträge 1974, Bd. 2. Haug, Heidelberg 1975
Werthman, K.: Neuraltherapie in meiner Kinderpraxis. In: Dosch, P.: Freudenstädter Vorträge 1980, Bd. 7. Haug, Heidelberg 1981
Windstosser, K.: Das dentale Herdgeschehen in biologisch-medizinischer Sicht. Hippokrates 3 (1959) 129–134

Wischnewski, A. A.: Die Technik der Novokainblockade des Sympathikus im Lendenbereich. Arch. biol. Wissensch. 4 (1933) 519–520

Wischnewski, A. W.: Der Novokainblock als eine Methode der Einwirkung auf die Gewebetrophik. Zbl. Chir. 62 (1935) 735–746

Zipf, H. F.: Die Endoanästhesie, ein pharmakologischer Weg zur Ausschaltung innerer sensibler Rezeptoren. Dtsch. med. Wschr. 78 (1953) 1787

Zipf, H. F.: Die Allgemeinwirkungen der Lokalanästhetika. In: Killian, H.: Lokalanästhesie und Lokalanästhetika. Thieme, Stuttgart 1973

Zohmann, A., Kasper, M.: Neuraltherapie in der Veterinärmedizin. Schlütersche, Hannover 1994

Sachverzeichnis

M

N

O

P

Q

R

S

T

U

V

W

Z

Eine Bereicherung für Ihre Praxis

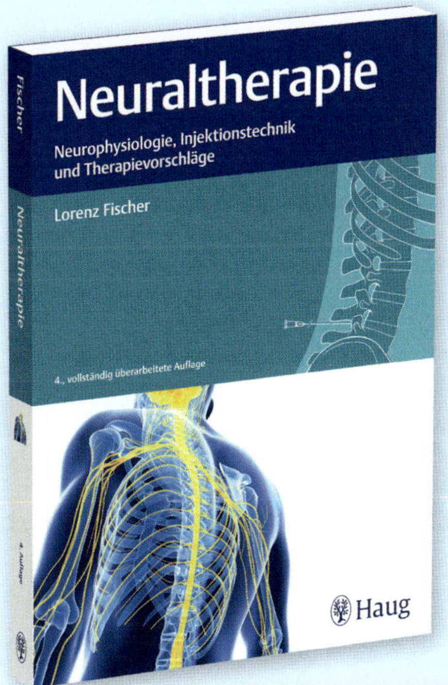

Neuraltherapie

Fischer

2014. 4., vollst. überarb. Aufl.
216 S., 107 Abb., kart.
ISBN 978 3 8304 7492 0

59,99 € [D]
61,70 € [A]

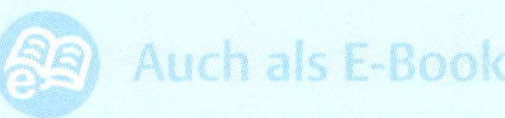

Ob lokal, segmental oder als Störfeldtherapie – das Anwendungsspektrum der Neuraltherapie ist bei akuten und chronischen Erkrankungen sehr breit. Dieses bewährte Kurs- und Anwenderbuch liefert alle grundlegenden Informationen, die Sie brauchen, um Nadel, Spritze und Lokalanästhetikum effizient und zielführend einzusetzen.

www.Haug-Verlag.de

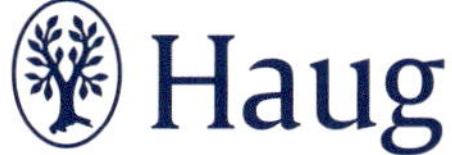